Vanessa Blumhagen

Jeden Tag wurde ich dicker und müder

Vanessa Blumhagen

Jeden Tag wurde ich dicker und müder

Mein Leben mit Hashimoto

mvgverlag

Bibliografische Information der Deutschen Nationalbibliothek:
Die Deutsche Nationalbibliothek verzeichnet diese Publikation in der Deutschen Nationalbibliografie; detaillierte bibliografische Daten sind im Internet über http://d-nb.de abrufbar.

Für Fragen und Anregungen:
hashimoto@mvg-verlag.de

4. Auflage 2013

© 2013 by mvg Verlag, ein Imprint der Münchner Verlagsgruppe GmbH,
Nymphenburger Straße 86
D-80636 München
Tel.: 089 651285-0
Fax: 089 652096

Alle Rechte, insbesondere das Recht der Vervielfältigung und Verbreitung sowie der Übersetzung, vorbehalten. Kein Teil des Werkes darf in irgendeiner Form (durch Fotokopie, Mikrofilm oder ein anderes Verfahren) ohne schriftliche Genehmigung des Verlages reproduziert oder unter Verwendung elektronischer Systeme gespeichert, verarbeitet, vervielfältigt oder verbreitet werden.

Redaktion: Dr. Diane Zilliges, Murnau
Umschlaggestaltung: Sabine Stamp, München
Umschlagabbildung: © Oliver Reetz
Satz: Georg Stadler, München
Druck: CPI – Ebner & Spiegel, Ulm
Printed in Germany

ISBN Print 978-3-86882-426-1
ISBN E-Book (PDF) 978-3-86415-429-4
ISBN E-Book (EPUB, Mobi) 978-3-86415-430-0

Weitere Informationen zum Verlag finden Sie unter
www.mvg-verlag.de
Beachten Sie auch unsere weiteren Verlage unter
www.muenchner-verlagsgruppe.de

Inhalt

Vorwort 9

Kapitel 1: Ein Gehirntumor? Multiple Sklerose?
Oder bilde ich mir alles nur ein …
Meine Geschichte 13

Kapitel 2: Hab ich's auch? Die Symptome 39

Kapitel 3: Ultraschall & Bluttests – und was die
Werte wirklich aussagen 55

Kapitel 4: Schilddrüsenhormone und ihre Dosierung –
und warum sie nicht das Allheilmittel sind 63

Kapitel 5: Meine Checkliste 75

Kapitel 6: Ernährung – Jod, Gluten & Milchprodukte 106

Kapitel 7: Abnehmen. Bye, bye Kilos!
Hallo Stoffwechsel! 113

Kapitel 8: Entgiften! Den Körper »ausmisten«!
Ihre Leber wird es Ihnen danken 148

Schlusswort 159

Buch & Web 162

Danksagung 167

Register 171

Vorwort

Sie halten dieses Buch in Händen, weil es Ihnen nicht gut geht, Sie sich nicht wohlfühlen – und kein Arzt Ihnen weiterhelfen kann. Die Diagnose Hashimoto lässt die meisten Betroffenen in einem unglücklichen Zustand zurück. So erging es auch mir. Vier Jahre lang pendelte ich zwischen der gut gelaunten Fernsehwelt und meiner bedrückenden privaten Realität hin und her. Aber ich wollte mich damit nicht abfinden und habe mir Stück für Stück (aber nicht ohne Rückschläge) mein Wohlbefinden zurückerobert. Ich will es gar nicht beschönigen: Das war ein harter Kampf. Aber ich habe es bis hierher geschafft und bin auf einem guten Weg!

Und ich möchte, dass auch Sie Ihr Leben wieder zurückbekommen. Ja, ich weiß! Das hört sich vermessen an, übertrieben, vielleicht sogar unverschämt. Und ich kann mir Ihr ungläubiges, eventuell sogar empörtes Gesicht gerade sehr gut vorstellen. Aber was ich geschafft habe, bekommen Sie auch hin! Versprochen! Ich möchte, dass Sie Ihr Leben wieder genießen können, ohne Wenn und Aber. Ich wünsche mir, dass Sie wieder teilhaben an den Unternehmungen Ihrer Familie und Ihrer Freunde. Dass Sie morgens mit einem Lächeln erwachen und sich auf den Tag freuen, ohne ängstliche Vorahnung, dass irgendein körperliches oder seelisches Problem Ihnen einen Strich durch die Rechnung machen könnte. Sie sollen wieder von ganz tief innen heraus strahlen! Schauen Sie mich an: Das geht, auch mit Hashimoto. Lassen Sie es uns angehen, jetzt, sofort ...

Ihre Vanessa Blumhagen

Am Ende wird alles gut.
Und wenn es nicht gut ist, ist es nicht das Ende.

Oscar Wilde

KAPITEL 1
Ein Gehirntumor? Multiple Sklerose? Oder bilde ich mir alles nur ein ...
Meine Geschichte

Die Ampel sprang auf Rot und ich hielt an der Linie an. Die Menschen schlenderten über den Zebrastreifen am Mühlenkamp im Hamburger Stadtteil Winterhude. Es war ein sonniger Herbsttag im Oktober 2008. Ich hatte das Verdeck meines Autos aufgemacht und spürte die angenehme Wärme. Den Wagen hatte ich erst vor ein paar Tagen einem Freund abgekauft. Ein grauer Porsche Boxster mit cognacfarbenen Ledersitzen, sieben Jahre alt, aber schon lange mein Traumwagen. Ich hatte über Wochen mit dem Vorbesitzer gefeilscht, bis er ihn mir für einen bezahlbaren Preis überließ. Jetzt saß ich in dem Schmuckstück – und hätte eigentlich überglücklich sein müssen. Doch irgendetwas stimmte nicht. Ich fühlte mich nicht gut, irgendwie ...

Mit diesem diffusen Gefühl begann eine Reise, eine Suche, die mein ganzes Leben verändern sollte. Heute kann ich wieder lachen und mache Pläne, aber in den letzten vier Jahren gab es Phasen, da waren meine Gedanken sehr dunkel und ich hatte alle Hoffnung auf Besserung verloren. Zum Glück habe ich mich immer wieder aufgerafft und weitergesucht, ich habe Freunden und der Familie viele Sorgen bereitet, Ärzte genervt – und auch mal einen Rausschmiss provoziert. Ohne all das wäre es mir heute nicht möglich, dieses Buch zu schreiben.

Neben den leichten Stimmungsschwankungen plagten mich damals auch Schmerzen im unteren Rücken, vor allem beim Sport. Meine Trainerin schickte mich zur einer Osteopathin, die sich redlich um mich bemühte, nach ein paar Sitzungen aber entnervt aufgab. Die Beschwerden wurden einfach nicht besser. Auf ihre Empfehlung hin ging ich zu einem Allgemeinmediziner. Dr. S. schaute sich meinen Rücken an, nahm Blut ab und hörte sich geduldig an, was ich ihm zu erzählen hatte. Er machte eine Schwermetallausleitung und fand in meinem Blut Anzeichen für diverse Lebensmittelunverträglichkeiten. Ich sollte Eier, Soja, Kuhmilchprodukte und Schafmilch, Cashewkerne und Kichererbsen meiden. Gut, dachte ich, wenn's mir dann besser geht. Ich konnte noch nicht ahnen, wie wichtig dieser Arzt in den kommenden Monaten und Jahren noch für mich werden würde ...

Zu dieser Zeit fing auch mein Gewicht an, langsam zu steigen, ohne Erklärung und ersichtlichen Grund. Das störte mich, natürlich! Vor allem, weil damals mein Fernsehengagement richtig losging. Einmal pro Woche war ich jetzt live und in voller Größe (und Breite) bei RTL *Punkt 6* und *Punkt 9* zu sehen. Damals noch im Stehen. Problemzonen kaschieren war da schwer möglich. Auch wenn keiner etwas sagte, ich fühlte mich nicht wohl im Kreis der ganzen schmalen Grazien.

So zogen sich die Monate hin, und trotz strenger Ernährungsregeln wurde ich immer unzufriedener und mein Körpergefühl nicht besser. Im Herbst 2009 war die Schauspielerin Anna Loos tagelang in den Medien, weil sie mit einer homöopathischen Kur innerhalb kürzester Zeit 15 Kilo abgenommen hatte. Im Gespräch mit ihrer Managerin verriet die mir, worum es sich dabei handelte und dass auch sie selbst mit der Methode schon mächtig Gewicht verloren hatte. Das ist meine Chance, dachte ich. Zufälligerweise war bei mir um die Ecke ein Heilpraktiker, der diese »Sanguinum«-Kur anbot. Kurz entschlossen machte ich dort einen Termin, und ein paar Tage später begann ich damit: Dreimal pro Woche bekam ich nun eine Spritze mit homöopathischen Mittelchen in den Po. Dazu musste ich meine Ernährung umstellen. Ich durfte keine Kohlenhydrate mehr essen, nur fettarmes Fleisch und Fisch, dazu viel Gemüse und Salat. Kein Obst, keine Nudeln, kein Reis oder Brot. Es dauerte ein bisschen, bis sich Erfolge einstellten. Ganz langsam ging mein Gewicht aber dann ein paar Kilo runter. Ich fühlte mich toll! Viele sprachen mich darauf an, sagten mir, wie gut ich aussähe. Schlussendlich war ich bei 57 Kilo angekommen.

Wenn ich mir heute die Bilder anschaue, denke ich, das war ein bisschen zu viel des Guten. Aber damals war ich einfach nur beflügelt und zufrieden. Ich fühlte mich wach, fit und belastungsfähig. Alles ist wieder gut, dachte ich. Heute glaube ich, dass ich damals einen ordentlichen Entzündungsschub der Schilddrüse hatte, der rein zufällig mit der homöopathischen Abnehmkur einherging. Im Januar 2010 begann dann der heftige Absturz, von heute auf morgen.

Es geht bergab

Mit rasanter Geschwindigkeit verschlechterte sich mein Zustand. Ich wusste gar nicht, wie mir geschah. Es war einfach furchtbar und ich total hilflos! Gerade noch ging es mir blendend – und von jetzt auf gleich fühlte ich mich elend. Mein Gewicht stieg langsam, aber stetig wieder an. Ich schlief schlecht, war ständig müde und hatte »Watte im Kopf«. Ich konnte einfach nicht mehr richtig nachdenken. Ich hatte oft Schwierigkeiten, die passenden Wörter zu finden, und war auf einmal nicht mehr so schlagfertig und spontan wie sonst. Allmählich wurde meine Monatsregel immer schwächer, bis sie ganz ausblieb. Meine normalerweise puppenartig-perfekte Haut verwandelte sich in eine unberechenbare Zone. Einerseits war sie trocken und empfindlich, dann wieder bekam ich Pickel wie ein pubertierender Teenager. Besonders unangenehm war mir das, wenn ich bei RTL in der Maske saß und geschminkt wurde. Oder beim Friseur: Selbst auf der Kopfhaut konnte man die Knubbel spüren. Ich betete beim Haarewaschen still, dass es für die netten jungen Damen und Herren nicht zu ekelig war. Sie haben sich aber nie etwas anmerken lassen.

Richtig gefährlich wurde es, als meine Füße und Hände begannen, von jetzt auf gleich einfach einzuschlafen. Es kam mehr als einmal vor, dass ich an der Ampel anfahren wollte, aber in den paar Sekunden, in denen ich stand, das Gefühl aus meinen Füßen gewichen war. Mit heftigem Auftreten und Trampeln auf der Bodenplatte ging es dann meist schnell wieder. Hinter mir hupte es wütend, was die Situation nicht unbedingt angenehmer machte. Ich war nach jeder dieser Episoden nass geschwitzt, mein Herz raste und ich war froh, wenn ich heil angekommen war und aussteigen konnte. Nachts wachte ich regelmäßig auf, weil ein Arm oder Bein sich plötzlich wie ein toter Klumpen anfühlte, weil er eingeschlafen war. Wie ein wild gewordenes Rumpelstilzchen hüpfte ich ums Bett, um wieder Leben in die Gliedmaßen zu bringen. Oder ich schlug wie besessen meine Arme gegeneinander, bis sich ein leichtes Kribbeln einstellte und ich langsam spürte, dass das taube Anhängsel wieder zu mir gehörte. Natürlich wachte mein Mann jedes Mal auf und schaute mich entsetzt an. Aber er gewöhnte sich schnell an das nächtliche Spektakel, raunte meist nur etwas von »armes Ding« und drehte sich seufzend zur anderen Seite, um sofort wieder einzuschlafen.

Gleichzeitig veränderte sich auch mein Schriftbild. Ich hatte nie eine typische Mädchenhandschrift, eher ausladend und platzgreifend, schwungvoll, aber gleichmäßig. Doch plötzlich krakelte ich unleserliche Zeichen und Symbole aufs Papier. Ich hatte kein richtiges Gefühl mehr für den Stift in meiner Hand. Das kannte ich eigentlich nur, wenn ich früher nach zwei, drei Wochen Urlaub zum ersten Mal wieder einen Kuli in die Hand nahm. Die ersten Worte wirkten ungewohnt ungelenk, aber dann hatte man seine Schrift wieder gefunden. Nur diesmal hatte ich lange keinen Urlaub mehr gemacht. Doch die Zeilen blieben fast unleserlich – bis heute hat sich das nicht ganz wieder zum Alten gewendet.

Als es im Frühjahr 2010 immer wärmer wurde, kam noch ein Symptom dazu, das ich eigentlich nur von meinen Großmüttern kannte: Plötzlich bekam ich dicke Waden, wenn ich lange saß oder stand. Wassereinlagerungen. Meine Finger schwollen so stark an, dass ich meine Ringe nicht mehr an- oder ausziehen konnte. Manchmal waren die Schwellungen so schlimm, dass meine Beine und Finger richtig wehtaten.

Nachvollziehbar, dass ich mit all diesen unerklärlichen Wehwehchen nicht gerade glücklich war. Ich fühlte mich matt und ausgelaugt. Bei jedem morgendlichen Schritt auf die Waage fing ich an zu weinen, manchmal brach ich tränenüberströmt im Bad zusammen. Ich trampelte auch schon mal wie eine Furie auf dem Messgerät herum, solange, bis es kaputt war. In den vergangenen vier Jahren musste nicht nur eine Waage dran glauben. Aber relativ schnell stand jedes Mal wieder ein neues Exemplar in meinem Bad.

Ich zog mich immer mehr zurück, traf kaum mehr Freunde und unternahm nichts mehr. Mittlerweile flog ich zweimal pro Woche nach Köln zu RTL. Ich machte viel Sport, in der Hoffnung, dadurch endlich abzunehmen. Und ich saß bei diversen Ärzten im Wartezimmer rum. Mehr tat sich nicht mehr in meinem Leben. Ich war 32. Und todunglücklich.

Endlich ein Lichtblick!

In dieser Zeit standen potenzielle Krankheiten im Raum wie Rheuma, Multiple Sklerose oder ein Gehirntumor. Doch keine Befürchtung meines Arztes bestätigte sich – zum Glück. Dann gab es plötzlich eine Diagnose: Borreliose! Das war gar nicht so weit hergeholt. Schließlich bin ich im Badischen aufgewachsen, in einem Dreitausend-Seelen-Dorf, das praktisch direkt am Rhein und damit mitten in den Auen liegt. Im Sommer wimmelt es da nur so von Stechmücken, und die können – so weiß man heute – auch auf den Menschen Borreliose übertragen. Ich war erleichtert, endlich ein Anhaltspunkt! Wochenlang bekam ich jetzt von montags bis freitags Infusionen: ein spezielles Antibiotikum, B-Vitamine, Magnesium und Spurenelemente. Mehr als eine Stunde dauerte die Prozedur jedes Mal. Seit diesen Tagen bin ich mit den Arzthelferinnen in der Praxis meines Hausarztes per Du. Ich sah sie in der Zeit ja öfter als meine Freundinnen.

Als ich über Pfingsten, wie jedes Jahr, mit meinen Eltern und meinem Mann nach Sylt fuhr, bekam ich von meinem Arzt eine

Meine Geschichte

große Tüte mit allen Medikamenten für die Infusionen mit. Und so marschierte ich am ersten Tag unseres Aufenthaltes in die Nordseeklinik in Westerland, wo mich die hiesigen Schwestern mit großen Augen anstarrten. Eine Ärztin erbarmte sich dann meiner und kam meiner Bitte nach, mir die Flüssigkeiten intravenös einzuflößen. Während meine Familie frühstückte, lag ich auf der Bahre und starrte an die triste Krankenhausdecke. Toller Urlaub! Aber auch das ging vorbei ...

Als man an meinen Armen keinen Infusionszugang mehr legen konnte, weil alle Venen vernarbt waren, beschlossen mein Arzt und ich, dass es jetzt genug sei. Leider waren die Beschwerden keineswegs verschwunden.

Um die Borreliose-Theorie aber trotzdem zu überprüfen, wurde mir von einem Neurologen Nervenwasser an der Wirbelsäule in Höhe des Lendenwirbels entnommen, eine sogenannte Lumbalpunktion. Obwohl sich das sehr unschön anhört, war der Eingriff selbst eher unproblematisch und komplett schmerzlos. Die Vorstellung allein, was der nette Doktor da hinten an meinem Rücken so anstellte, ließ mich trotzdem erschaudern. Dabei ahnte ich noch nicht, was mich einen Tag später heimsuchen sollte: die schlimmsten Kopfschmerzen meines Lebens. Und die blieben fast eine Woche! Im Liegen ging es mir ganz gut, aber sobald ich aufstand, wurde mir schwindelig und übel. Es fühlte sich an, als ob sich mein Gehirn an der Schädeldecke festsaugen würde. Ich schaffte es gerade zur Toilette und zurück. Mehr war nicht drin.

Nach drei Tagen in der Waagerechten schleppte ich mich todesmutig in einen Flieger nach München. Seit Wochen waren Dreharbeiten bei Gundis Zámbó zu Hause geplant. Wegen der Vulkanaschewolke und des daraus resultierenden Flugverbots hatte ich den Termin zuvor schon einmal absagen müssen. Das konnte ich kein zweites Mal bringen. Aber es war die Hölle! Im Taxi vom Flughafen zu Gundis' Villa in Grünwald flehte ich den Neurologen am Handy an, mir Linderung zu verschaffen. Er faxte ein Rezept für extra starke Schmerztropfen an eine Apotheke, die auf dem Weg lag. Ich nahm gleich die doppelte Dosis – und hatte für knapp eine Stunde Ruhe. Immerhin. Auf dem Rückweg zum Flughafen kurbelte ich den Beifahrersitz im Auto des Tonassistenten so runter, dass ich fast flach lag. Der dachte auch, die Blumhagen spinnt. Aber was soll's: Nur so konnte ich die Stunde Fahrt einigermaßen beschwerdefrei überstehen.

Der absolute Tiefpunkt

Das Nervenwasser war top, keine Borreliose, keine Diagnose, nichts. Der Neurologe, der die Untersuchung durchgeführt hatte, beugte sich zu mir her, schaute mir etwas herablassend in die Augen und sagte fast ein bisschen mitleidsvoll: »Frau Blumhagen, Sie sind absolut gesund. Da ist nichts! Fahren Sie in Urlaub. Spannen Sie mal richtig aus und hören Sie auf, nach etwas zu suchen, was nicht da ist.« Ich spürte, wie sich Entsetzen in mir breitmachte. Wollte dieser Schnösel mir etwa erzählen, dass ich mir alles nur einbilde? Wollte er mir sagen, dass ich spinne? Meine Augen füllten sich mit Tränen. Ich war so wütend, ich hätte platzen können! Stattdessen schnappte ich meine Tasche, stand wortlos auf und verließ eilends die Praxis. Im Treppenhaus machte sich das Gefühlschaos in mir Luft. Tränen liefen mir übers Gesicht, ich prustete, hustete, schimpfte laut. Es dauerte ein paar Minuten, bis ich mich wieder gefangen hatte.

Meine Geschichte

In mir war die totale Leere. Ich fühlte mich ausgebrannt. Damit stand ich wieder am Anfang meiner Suche. Ich hätte einfach zusammenbrechen können auf dieser Treppe, in dem schicken Ärztehaus mitten in der Hamburger Innenstadt. Wieder umsonst gehofft. Und wieder ein Schlag ins Gesicht.

In dieser Zeit stieß ich oft an meine Grenzen. Auch wenn ich mich immer wieder aufrappelte, mich wieder pushte und weitermachte, ich war unterschwellig immer traurig und tief in mir sehr verzweifelt. Bei Jobs und wenn ich Freunde traf, versuchte ich meine Stimmungstiefs zu überspielen. Aber die, die mir nahestanden, merkten, dass es mir nicht gut ging.

Ich kann mich noch gut an eine Situation auf dem Flughafen Düsseldorf erinnern, die mir noch heute einen Schauder über den Rücken jagt – und die mir unendlich leidtut. Ich saß auf einer Bank in der großen Halle, hinter mir die Check-in-Schalter, mein Blick ging zur Tür. Ich konnte die schwer bepackten Reisenden beobachten, wie sie den Flughafen betraten, sich suchend umschauten. Familien und Paare auf dem Weg in den Urlaub, voller Vorfreude. Gestresste Geschäftsleute mit Handy am Ohr. Ich hatte zwei Sendungen bei RTL hinter mir, war um halb vier Uhr mitten in der Nacht aufgestanden und hatte den ganzen Morgen versucht, ein Lächeln auf den Lippen zu tragen. Jetzt, nachdem ich mich von dem netten Fahrer, der mich immer von Köln nach Düsseldorf brachte, verabschiedet hatte, fiel ich förmlich in mich zusammen.

Ich telefonierte mit meiner Mutter, die wissen wollte, wie es mir geht. Nichts Neues, immer das Gleiche. Sie versuchte, mich aufzubauen, mich zu trösten. Aber die lieb gemeinten Worte kamen gar nicht bei mir an, sie drangen kaum durch den Vorhang der Verzweiflung durch. Ich höre mich heute noch sagen: »Mama, wenn das Flugzeug nach Hamburg gleich mit mir abstürzt – ich wäre nicht traurig.« Am anderen Ende der Leitung: Stille. Ich glaube, sie hat versucht, ihre entsetzten Tränen hinunterzuschlucken. Wir haben danach nie über diese Situation gesprochen. Aber es tut mir leid, dass ich meinen Eltern und allen anderen lieben Menschen damals so viele Sorgen gemacht habe. Sie waren alle toll und unglaublich hilfsbereit. Heute weiß ich das zu schätzen, und ich hoffe, sie verzeihen mir meine Undankbarkeit und die verzweifelte Kälte aus jener Zeit.

Weiter ging's mit der Suche ...

Als Nächstes schickte mich mein Hausarzt zu einem Darmspezialisten. Die Verdauung lahmte, und dann hatte ich ja noch all die unerklärlichen und plötzlich aufgetretenen Lebensmittelunverträglichkeiten. Außerdem hatte ich bei einem Fructoseintoleranztest mächtig reagiert. Damit stand für mich fest: Ab jetzt gibt es nur noch Eiweiß zu essen. Und so nahm ich wochenlang praktisch nur noch Fleisch und Ziegenkäse zu mir. Eier und Kuhmilchprodukte vertrug ich ja nicht, laut Allergietest.

Dr. R., ein freundlicher Mann Anfang 60, nahm sich eine Stunde Zeit für mich. Er hörte aufmerksam zu und beeindruckte mich mit seinem Wissen und vor allem seinem Verständnis für meine Lage. Diese professionelle Zuneigung – muss ich zugeben – nutzte ich in der folgenden Zeit auch mächtig aus. Wenn seine Therapie nicht sofort anschlug, schickte ich ihm auch am Wochenende Mails und SMS, denn ich wusste, dass er antworten würde. Schließlich hatte er mir seine Kontaktdaten selbst ausgehändigt. Später habe ich mich vielmals bei ihm für diesen Terror entschuldigt. Aber er blieb immer gelassen und verständnisvoll. Meinen fehlbesiedelten Darm bekam er gut in den Griff, die Unverträglichkeiten waren nach einigen Wochen Antibiotikakur zunächst mal verschwunden. Ich fing wieder an, Gemüse zu essen. Aber nichtsdestotrotz ging es mir weiterhin schlecht.

Auf Anraten meines Zahnarztes landete ich in der Adventszeit 2010 bei einem Heilpraktiker und Orthomolekularmediziner in Lübeck. Die Fahrt von Hamburg in die 75 Kilometer entfernte Hansestadt war wunderschön. Es hatte geschneit, war früh dunkel. In den Fenstern sah man überall Schwippbögen, die eine heimelige Atmosphäre verströmten. Ich setzte mal wieder alle Hoffnung in einen Fachmann. Der musste mir helfen. Er sah tatsächlich aus wie der Weihnachtsmann, weißer Rauschebart, ein bisschen fülliger, so um die 60 Jahre alt, ein gemütlicher Typ. Er hörte sich meine Geschichte geduldig an. Dann schaute er sich die mitgebrachten Blutergebnisse und andere Untersuchungsberichte an, legte sie zur Seite und erklärte mir, dass ich erst mal die Antibabypille weglassen müsste, genau wie all die anderen Medikamente. Er verschrieb mir spezielle Mineralien- und Spurenelement-Tabletten. Außerdem spritzte er mir in verschiedene Punkte auf dem Rücken und am Bauch homöopathische Lösungen. Das tat unglaublich weh. Plötzlich rannen mir Tränen über die Wangen, nicht nur wegen des überraschenden Schmerzes. Meine ganze Anspannung, die Hoffnung, jetzt endlich den Stein der Weisen gefunden zu haben, und die Enttäuschung, weil auch dieser Arzt wieder keine konkrete Idee zu haben schien, entluden sich in diesem Moment. Ich schluchzte, konnte mich kaum beruhigen. In den folgenden Wochen fuhr ich noch zweimal nach Lübeck. Aber schlussendlich brachten mich auch diese Besuche nicht weiter.

Die Psyche soll's sein!

Also ging ich wieder zu meinem Hausarzt. Ich sah ihm an, dass ihm langsam, aber sicher die Ideen ausgingen. Er hatte einen Kollegen zu sich gebeten, den ich gut kannte, meinen Zahnarzt. Und so saßen mir diese beiden Herren gegenüber, seltsam schweigsam. Ich spürte eine unbekannte Distanz zwischen ihnen und mir. Endlich ergriff der eine das Wort: »Wir haben uns lange beraten und müssten jetzt doch mal die psychische Seite ins Spiel bringen!« Ich spürte, wie das pure Entsetzen in mir aufstieg, meine Halsschlagader pochte wie verrückt, mir wurde heiß und ich fing an, innerlich zu beben ... »Die Psyche hat einen nicht unerheblichen Einfluss auf den Körper. Vielleicht ist das der Schlüssel zu Ihren Beschwerden.« Sie hätten auch schon einen Kollegen ausfindig gemacht, der sich meiner annehmen sollte. Schweigen. Ich holte tief Luft, schaute die beiden an, stand auf und zischte: »Darauf hab ich gewartet. Das ist ja wohl das Letzte! Einen schönen Abend, die Herren!« Ich riss die Tür des Behandlungszimmers auf, ließ sie hinter mir ins Schloss fallen und verließ wortlos die Praxis. Draußen blieb ich in der kalten Winterluft stehen und spürte Tränen der Wut und der Verzweiflung über mein Gesicht laufen. Die zwei Ärzte, denen ich am meisten vertraute, in die ich immer wieder neue Hoffnung gesetzt hatte, waren mir in den Rücken gefallen. Sie hatten mich in die Psychoecke gestellt, mich als Simulantin bezeichnet, als ob ich einen an der Klatsche hätte! So sah ich das damals. Ich war aufgelöst und verzweifelt, weil ich wusste, dass meine Psyche vollkommen in Ordnung war, bevor das ganze Drama begonnen hatte. Natürlich hatte meine Seele in den letzten Jahren gelitten. Kein Wunder! Aber sie war nicht der Auslöser, das wusste ich zu hundert Prozent.

Heute habe ich Verständnis für die beiden Mediziner. Sie haben alles versucht, was ihnen einfiel. Kein Bluttest, keine Untersuchung hatte ein Ergebnis gebracht. Keine Therapie hatte bisher angeschlagen. Und: Sie hatten definitiv einen langen Atem bewiesen. Zwei Jahre lang hatten sie mir immer wieder zugehört, sich immer wieder Gedanken gemacht, mit anderen Kollegen gesprochen, Bücher gewälzt, im Internet recherchiert. Dass schlussendlich die Schilddrüse und mein fehlgeleitetes Immunsystem die Auslöser sein sollten, hatten die beiden einfach übersehen, was nicht unbedingt nur ihre Schuld war …

Ein ahnungsloser Endokrinologe

Ein paar Tage nach diesem Vorfall sprach ich noch einmal mit meinem Hausarzt. Ich hatte ihm die »Psycho-Nummer« längst verziehen. Und er hatte verstanden, dass das nicht der Schlüssel zu meinen Problemen sein konnte. Dr. S. hatte noch eine andere Idee und schickte mich zu einem Endokrinologen, wohl gemerkt: einem Hormonspezialisten! Gleich am nächsten Morgen bekam ich einen Termin bei Herrn Dr. K. Als der ergraute, aber streng auf Jugendlichkeit bedachte Mann das Behandlungszimmer betrat, sprudelten meine Geschichte, die Symptome und Beschwerden nur so aus mir heraus: »Ich will unbedingt abnehmen! Ich möchte meine gute Laune und mein Wohlbefinden zurück! Ich hab meine Tage nicht mehr, obwohl ich erst 33 bin! Bitte helfen Sie mir, am besten ganz schnell!« Er schaute mich erschrocken an: »Wie können Sie mich nur so unter Druck setzen!« Ich war sprachlos. Er nahm mir Blut ab – mal wieder.

Mittlerweile hatte sich diese Routineprozedur zu einem immensen Problem entwickelt. Durch die vielen Infusionen ein halbes Jahr zuvor waren meine Venen total vernarbt. Das heißt, die Schwester konnte sie zwar ertasten, aber wenn sie mit der Nadel reinstach, passierte nichts. Das bedeutete jedes Mal ein fröhliches Rumgestochere in meinen Armen und an den Händen. Ich blieb immer ruhig, schaute an die Decke, atmete tief ein und aus. Irgendwann musste die Tortur ja vorbeigehen. Nur die Herrschaften, die das Blut von mir haben wollten, wurden mit jedem Fehlversuch nervöser, was nicht unbedingt schneller zu einem befriedigenden Ergebnis führte. Ein Arzt versuchte einmal, auf meinem Handrücken eine Minivene anzustechen, was zuerst auch funktionierte. Doch nach ein paar Sekunden spürte ich einen kleinen stechenden Schmerz an der Stelle, wie einen Stromschlag. Die Ader war explodiert. Fast schon freudig rief der Arzt seine Helferinnen herbei, die sich das Schauspiel unbedingt anschauen sollten. In kürzester Zeit lief der Handrücken blau-lila an. Tagelang konnte ich kaum etwas richtig greifen – aber immerhin hatte der Arzt seine Show gehabt.

Auch bei dem Endokrinologen entwickelte sich die Blutabnahme zum Drama. Drei Damen standen schwitzend um mich herum, bis sie nach einer Dreiviertelstunde endlich die paar Röhrchen voll hatten. Danach stellte mich ihr Chef auf eine futuristisch anmutende Waage, die erbarmungslos die exakte Zusammensetzung meines Körpers ausspuckte. Ich hatte zu viel Körperfett. Ach was! Große Überraschung, dachte ich still bei mir. Dass ich mit Anfang 30 praktisch in den Wechseljahren steckte, interessierte ihn nicht die Bohne.

Ein paar Tage später waren die Blutergebnisse da. Ich hatte einen Testosteronmangel und zu wenig DHEA (ein Nebennierenhormon). Dr. K. verschrieb ein Testosterongel und DHEA-Tabletten. Ich sollte abends keine Kohlenhydrate mehr essen und ein bisschen etwas für den Muskelaufbau tun. Das war's. Natürlich passierte mit dieser Medikation nichts. Unzufrieden schleppte ich mich durch die Weihnachtstage und ins neue Jahr 2011.

Dass die nächsten Monate einerseits einen Wendepunkt in meinem Leben bedeuten würden, aber andererseits auch noch viel Schmerzhaftes für mich bereithielten, konnte ich damals noch nicht ahnen.

Das Jahr der Veränderungen

Mitte Januar erreichte ich einen weiteren Tiefpunkt auf meiner Reise zur letztendlichen Diagnose. Ich war am Abend mit meinem Mann und seiner Familie essen. Eine Ausnahme, denn eigentlich verließ ich mittlerweile kaum mehr das Haus.

Die Verwandtschaft traf sich beim Asiaten. Ich aß ein wenig Geflügel und Gemüse. Als ich am nächsten Morgen auf die Waage stieg, traf mich fast der Schlag: 71 Kilo! Bei 57 Kilo hatte ich genau ein Jahr zuvor begonnen zuzunehmen. Ich griff zum Telefonhörer und machte der Arzthelferin des Endokrinologen unmissverständlich klar, dass ich sofort zu ihnen in die Praxis kommen würde. Keine halbe Stunde später war ich da. Und erntete wieder böse Blicke. Ab das war mir egal. Jetzt musste definitiv etwas passieren! Dr. K. schaute sich stirnrunzelnd noch mal meine Werte an. Und bemerkte dann, dass die Schilddrüsenwerte nicht ganz optimal waren. Wohlgemerkt mehr als drei Wochen, nachdem er die Blutergebnisse bekommen hatte! Er verschrieb mir 20 Mikrogramm Thybon, das stoffwechselaktive Schilddrüsenhormon T3. Ich sollte eine Tablette am Tag nehmen. Das würde das Gewicht reduzieren. Mehr sagte er mir nicht zur Einnahme oder zu einer möglichen Erkrankung.

Ich verließ die Praxis zwischen Bangen und Hoffen und bestellte die Tabletten sofort in der Apotheke. Abends hatte ich die Packung – und warf mir vorm Schlafengehen direkt eine ein. Natürlich konnte ich nicht gut schlafen oder besser: überhaupt nicht. Mein Herz raste, ich schwitzte und rannte ständig auf die Toilette. Aber egal, plötzlich passierte etwas in meinem Körper. Das fühlte sich gut an. Auch wenn ich nicht wusste, warum. Am nächsten Morgen hatte ich tatsächlich ein Kilogramm weniger auf der Waage. Unglaublich! Das erste Medikament, das Wirkung zeigte. Ich taumelte fast vor Glück. Und gleichzeitig stellte ich mir die Frage, was da wohl gerade in meinem Körper passierte! In den folgenden Wochen spielte ich mit der Dosierung herum, steigerte sie langsam. Und tatsächlich fühlte ich mich ein bisschen wacher und frischer.

Einige Zeit später lag ich an einem Mittwochabend in Köln im Hotelbett und starrte an die Decke des Zimmers. Ich wollte jetzt endlich wissen, was ich hatte, welche Krankheit all diese seltsamen Symptome auslöste. Und warum hatten gerade diese Tabletten plötzlich solch eine positive Wirkung? Ich schloss meine Augen und bestellte beim Universum – ich hatte gerade das Buch *The Secret* gelesen – die Antwort auf meine Frage: Was für eine Krankheit habe ich? Ich versuchte mir vorzustellen, wie ich die Information bekomme. Mit einem Lächeln schlief ich ein.

Freitagnachmittag telefonierte ich mit einem Freund. Er war einer der wenigen, mit dem ich in den letzten Monaten offen über meine Beschwerden gesprochen hatte. Er litt mit mir und erkundigte sich regelmäßig nach meinem Befinden. Auch bei diesem Gespräch fragte er mich, wie es mir geht. Ich streifte die aktuellen Symptome nur kurz und erzählte ihm, dass ich immer noch nicht wusste, was für eine Krankheit ich denn überhaupt hätte. Plötzlich sagte er: »Eine Freundin hat auch solche Beschwerden. Sie hat eine Autoimmunerkrankung. Aber frag mich jetzt nicht, wie sie heißt ...« Ein Anhaltspunkt! Ich beendete das Telefonat schnell und begann im Internet zu suchen. Ich gab bei Google ein: Autoimmunerkrankung, Gewichtszunahme, Müdigkeit, Haarausfall, Schlafstörungen, ausbleibende Regel, Frieren. Und schon der zweite Treffer sprach von: *Hashimoto Thyreoiditis*.

Zwei Stunden lang saugte ich jede Info, jeden Satz, jedes Wort über diese Krankheit auf. Ich war mir sicher: Das ist es! Ich hatte das Gefühl, die Autoren der Texte mussten mich kennen! Das war meine Geschichte! Das waren meine Probleme! Als mein Mann am Abend nach Hause kam, fiel ich ihm überglücklich in die Arme. »Schatz, ich weiß jetzt, was ich habe: Hashimoto heißt die Krankheit! Mein Immunsystem zerstört meine Schilddrüse. Endlich! Ich bin so froh!« Er war noch etwas skeptisch. Schließlich hatte ich in den letzten Jahren mehr als einmal verlauten lassen, ich wüsste jetzt endlich, was ich habe. Aber diesmal sollte ich recht behalten!

Am Montag rief ich sofort meinen Hausarzt an. Gleich am nächsten Tag saß ich wieder vor ihm. Aber diesmal nicht verzweifelt und um Hilfe flehend, sondern siegessicher und in mir ruhend. Ich erzählte ihm von Hashimoto Thyreoiditis. Und er nickte. Zusammen schauten wir uns die Blutergebnisse der letzten Jahre an – und die waren eindeutig! Mein TSH-Wert (TSH steht für das die Schilddrüse stimulierende Hormon, je höher der Wert, desto stärker die Schilddrüsenunterfunktion) lag über 4 (für das Labor damit aber immer noch im Referenzbereich!), fT3 und fT4, die Schilddrüsenhormone, waren viel zu niedrig. Das Erschütternde war, dass ich mit meinem neuen Wissen die Schilddrüsenwerte der ersten Untersuchung im Jahr 2009 eindeutig als auffällig entlarven konnte. Und auch in einem Blutbild, das eine Heilpraktikerin im Herbst 2008 gemacht hatte, sah ich nun die Fehlfunktion. Das hätte doch mal jemandem auffallen müssen! Da die als normal geltenden Bereiche, die die Labors vorgeben, die sogenannten Referenzbereiche, aber so weit gefasst sind – und dem Stand der heutigen Wissenschaft definitiv nicht mehr entsprechen –, übersehen viele Ärzte eindeutige Zeichen. Sie halten sich eben an die Vorgaben ...

Zur Sicherheit checkte mein Hausarzt die Antikörper im Blut ab und schickte mich zum Ultraschall, um die Schilddrüse zu scannen. Ich war unglaublich nervös, als ich die Praxis betrat. Ich machte es mir auf einer Liege neben dem Ultraschallgerät bequem. Der Arzt drückte meinen Kopf unsanft nach hinten und begann mit dem Scankopf über meine Kehle zu fahren. Das war eine relativ kurze Prozedur, die damit endete, dass der junge Mann mir ein Papiertuch in die Hand drückte, damit ich das Kontaktgel abwischen konnte, und mir sagte: »Ihre Schilddrüse ist top. Da ist nichts, keine Knoten, keine Auffälligkeiten, nichts. Auch die Größe ist normal!« Wie vor den Kopf gestoßen, taumelte ich auf die Straße. Das konnte doch nicht wahr sein! Nicht, dass ich mir unbedingt wünschte, dass meine Schilddrüse zerfurcht, zerstört, vernarbt oder beschädigt war. Aber wenn ich nun wirklich Hashimoto hatte, musste das doch eigentlich im Ultraschall zu sehen sein!

Meine Geschichte

Meinen nächsten Termin hatte ich bei einer Frauenärztin. Bei ihr wollte ich endlich klären lassen, warum meine Regel schon so lange ausblieb. Ich erzählte ihr von den Ereignissen der letzten Zeit – und sie schickte mich direkt ein Zimmer weiter zu ihrer Kollegin, einer Internistin. Das war der erste Mensch, der sofort etwas mit dieser Krankheit anfangen konnte. Sie nahm mir Blut ab und machte einen Ultraschall meiner Schilddrüse. Und von wegen, alles in Ordnung! Die Schilddrüse liegt in Form eines Schmetterlings in Höhe der Kehle am Hals. Auf der linken Seite war bei mir kaum mehr etwas von dem Organ zu sehen. Die andere Hälfte war wie von einem kleinen Holzwurm zerfurcht. Das konnte sogar ich als Laie sehen! »Die Entzündung haben Sie seit mindestens vier bis fünf Jahren«, sagte die Ärztin. Das deckte sich mit den Blutergebnissen, die ich bis in den Herbst 2008 zurückverfolgt hatte. Ein Gefühl von Beruhigung und Dankbarkeit stellte sich ein. Endlich hatte ich die Bestätigung, die Gewissheit, dass ich mir das alles nicht einbildete, dass es einen Grund für den Wahnsinn der letzten Jahre gab.

In diesem leichten Glückstaumel nahm ich kaum wahr, was die Internistin dann zu mir sagte: »In diesem Zustand würde ich Ihnen nicht raten, schwanger zu werden. Das Risiko für eine Fehlgeburt liegt bei über 40 Prozent.« Ein Baby war zwar nicht geplant, jedenfalls nicht in naher Zukunft. Aber so überrascht ich war, rutschte mir nur ein unbeholfenes »Ach, dann kaufen wir uns halt einen Mops« raus. In der nächsten Sekunde fand ich mich unglaublich unsensibel und tollpatschig. Aber die Frau im weißen Mantel lächelte mich nur milde an. Sie hatte wohl schon schlimmere Reaktionen erlebt.

So nett der erste Kontakt mit der Dame war, so kompliziert stellte sich die weitere Zusammenarbeit dar. Sie wollte mich unbedingt in ihr Behandlungsschema pressen, ließ meine Einwände und eigenen Erfahrungen nicht gelten. Auf ihr Geheiß hin ging ich mit der Dosis der Schilddrüsenhormone runter. Und obwohl es mir damit nicht gut ging, bestand sie darauf, dass ich so weitermachen sollte. Außerdem behielt sie Blutergebnisse tagelang für sich, und ich sollte jedes Mal zu ihr kommen, wenn ich sie erfahren wollte. Das hatte ich bei anderen Ärzten schon wesentlich unkomplizierter erlebt. Und so trennte ich mich von der Internistin.

Das Feintuning

Den Sommer 2011 über spielte ich mit der Schilddrüsenhormondosierung ein wenig herum. Erstaunlicherweise spürte ich kaum Nebenwirkungen, obwohl ich doch recht hoch eingestellt war. Im Urlaub in New York und Florida probierte ich einige Nahrungsergänzungsmittel und angebliche Fatburner aus, denn mit meinem Gewicht war ich immer noch nicht zufrieden. Doch es passierte nichts, zumindest nichts Spür- oder Sichtbares.

Nach den Ferien suchte ich mir eine neue Personal Trainerin. Drei Jahre lang hatte ich zweimal pro Woche Power Plate gemacht. Jetzt wollte ich etwas anderes ausprobieren und den Schwung und die Euphorie ausnutzen, die die Diagnose mir beschert hatte. Filiz war (und ist immer noch) ein absoluter Glücksstreffer! Von der ersten Stunde an hatten wir unglaublich viel Spaß zusammen. Natürlich erzählte ich ihr gleich zu Anfang von meiner Krankheit und den damit verbundenen Schwierigkeiten und Herausforderungen. Sie gab mir die Nummer eines befreundeten Heilpraktikers. Ich ging hin. Wie bei jedem Arzttermin brachte ich meine ganzen Unterlagen mit: Blutergebnisse, Untersuchungsberichte, eine Aufstellung der Medikamente und Nahrungsergänzungsmittel, die ich aktuell einnahm. Herr S. hörte sich meine Schilderungen an, las die Berichte und die Liste quer. Und setzte dann zu einem Vortrag an: »Sie bringen sich mit all den Mitteln und den hoch dosierten Schilddrüsenhormonen um! Ich glaube, bei Ihnen liegt ein ganz großes psychisches Problem zugrunde, ein Kontrollzwang. Das müssen wir als Erstes ergründen.« Das alles sagte er in einem hypnotischen Tonfall, beruhigend fast. Aber das half nicht, in mir tobte es schon wieder. Nicht noch mal die Nummer, dachte ich! Ich riss mich zusammen und ließ die dilettantische Blutentnahme der offensichtlich sehr unlustigen Arzthelferin über mich ergehen. Wirklich neue Ergebnisse kamen dabei nicht heraus. Ich minderte – mal wieder – die Hormondosis. Ein Stuhltest ergab, dass ich angeblich unter einer Fructoseintoleranz litt. Das kam mir auch irgendwie bekannt vor.

Bei der nächsten Blutentnahme einige Zeit später, stocherte die herbeigerufene Ärztin sogar in meiner Leiste herum, um auch nur ein paar Tröpfchen herauszubekommen. Ich wusste ja schon, dass das ein Problem war. Aber solch dramatische Züge hatte das Ganze bisher noch nie angenommen. Nach dieser Tortur unter lokaler Betäubung hatte ich genug von dieser Praxis. Als der Heilpraktiker mir am Telefon die angeblich »schon viel besser gewordenen Werte« durchgab, beendete er das Gespräch mit der Bitte, »die Behandlung hiermit zu beenden«. Ich willigte erleichtert ein. Das wäre eh nicht mehr lange gut gegangen. Ich bin eben kein geborener Diplomat. Man merkt mir sofort an, wenn mir etwas gegen den Strich geht. Und dieser Mann samt seiner gesamten Mannschaft tat das. Und wie!

Ich marschierte mit der angeblichen Fructoseintoleranz also wieder zu meinem Darmspezialisten Dr. R. Diesmal war ich wesentlich entspannter als beim letzten Mal. Und er genauso hilfsbereit. Wie schon bei unserem ersten Zusammentreffen ärgerten mich böse Bakterien, sogenannte Clostridien, die sich in meinem Darm explosionsartig vermehrt hatten. Diese fiesen Gesellen ernähren sich hauptsächlich von Eiweiß und Fett. Und das aß ich im Rahmen meiner Lowcarb-Diät ja reichlich. Nach einigem erfolglosen Rumprobieren landete ich wieder bei zwei Antibiotika, die halfen. Insgesamt nahm ich die Tabletten mit Unterbrechungen mehr als drei Monate ein, bevor ich das Gefühl hatte, dass es genug war. Als es dem Ende der Einnahmephase zuging, bekam ich ein probiotisches Pulver verschrieben, um die Darmflora wieder aufzubauen, die durch die aggressiven Antibiotika angegriffen worden war. Das fühlte sich auch sehr gut an. Trotzdem sollten mich die Clostridien und der irritierte Darm noch einige Zeit begleiten.

In der Zwischenzeit hatte ich mit der Heilpraktikerin neu Kontakt aufgenommen, zu der mich mein Zahnarzt zu Beginn meiner Hashimoto-Karriere geschickt hatte. Aus unerfindlichen Gründen hatte ich ständig Wasser in den Beinen, und Kirsten war eine Göttin der Lymphdrainage. Die Stunden auf ihrer Liege waren eine Wohltat. Leider ohne langfristigen Erfolg. Aber so lernten wir uns persönlich recht gut kennen – und blieben über die Zeit sporadisch in Kontakt.

Angerufen hatte ich bei ihr, weil ich eine Stoffwechselkur machen wollte. Dabei wird aufgrund des Blutbildes eine Liste der Nahrungsmittel erstellt, die dem Körper guttun. Basis des Ganzen ist eine Art Blutgruppendiät, aber es werden noch mehr Parameter zurate gezogen. Um sich meine Situation genauer anzuschauen, machte Kirsten ein großes Blutbild und stellte fest, dass meine Bauchspeicheldrüse nicht mehr richtig arbeitete. Das bedeutet, dass nicht genug Verdauungssäfte gebildet werden, um die Nahrung vollständig zu zersetzen. Das war wohl auch der Auslöser für meine wiederholten Fehlbesiedlungen im Darm. Wird das Essen im Dünndarm nicht richtig verdaut, entsteht mit der Zeit ein Ungleichgewicht der Bakterienkulturen. Irgendwann kippt das ganze System. Bauchschmerzen, Verstopfung und/oder Durchfall, Blähungen und Unverträglichkeiten sind die Folge.

Kirsten verschrieb mir homöopathische Ampullen, die ich mir mithilfe von kleinen Spritzen in eine Bauchfalte selbst injizierte. Das kostete beim ersten Mal ordentlich Überwindung. Aber wenn man sich erst mal einen Ruck gegeben hat und der erste Piks überstanden ist, geht das schon. Durch diese mutige Selbsttherapie blieb mir immerhin ein Krankenhausaufenthalt erspart. Denn die Werte waren dramatisch schlecht. Aber sie erholten sich innerhalb einiger Wochen.

Dafür entdeckte Kirsten nach und nach zig andere Baustellen, die dringender Behandlung bedurften. Meine Leber war überlastet. Das war nicht wirklich überraschend bei den vielen Medikamenten, die ich in den letzten Jahren eingenommen hatte. Außerdem habe ich eine angeborene Entgiftungsschwäche, was das Ganze nicht unbedingt vereinfachte.

Einen großen Schritt nach vorn konnte ich allerdings erst machen, als Kirsten einen Progesteronmangel und eine Östrogendominanz bei mir diagnostizierte. Sie verschrieb mir eine naturidentische Progesteroncreme, und nach einigen Wochen waren die Werte besser. Und ich fühlte mich auch ganz gut, aber immer noch nicht hundertprozentig wohl.

Dann entdeckte sie auch noch, dass meine Nebennieren geschwächt waren, sprich meine DHEA- und Cortisol-Werte erschreckend niedrig waren. Das bedeutete, dass mein Körper auf Stress nicht mehr ausreichend reagieren konnte, ich fühlte mich ausgebrannt, dauererschöpft. Das bekam ich langfristig erst wieder in den Griff, als ich mein Leben wirklich ernsthaft umstellte: Kaffee war verboten. Ich versuchte, jeden Abend um 22 Uhr im Bett zu liegen und den schlimmsten Stress zu vermeiden. Es dauerte einige Zeit, doch nach ein paar Wochen waren meine Werte stabiler, ich war nicht mehr so fertig und die Schlafqualität hatte sich extrem verbessert.

Um die Nebenniere noch detaillierter abzuchecken, schickte mich mein Hausarzt zur Kernspintomografie. Auf dem Bild konnte man eine kleine »Verklumpung« an der linken Nebenniere erkennen, ein Adenom, eine gutartige Geschwulst, harmlos, aber zu beobachten. Nun gut, dachte ich, hab ich eben einen Mitbewohner. Und solange der keine Scherereien macht, stört er mich auch nicht weiter.

Mit diesem Befund und den anderen Werten meldete ich mich in der Schön-Klinik in Hamburg an. Sie war mir von dem Radiologen empfohlen worden, der die Kernspintomografie durchgeführt hatte. Und es sollte der vorerst letzte Besuch bei und der letzte Versuch mit einer Schulmedizinerin sein.

Ich kam zu diesem Termin wie üblich mit meinem dicken Leitz-Ordner voller Unterlagen und Papiere, einigen Büchern und einer Aufstellung meiner aktuellen Medikamente unterm Arm zur Tür herein. Dieser Anblick muss die junge Nachwuchsärztin extrem erschrocken haben. Ich spürte ihre Abneigung und Antipathie. So ein selbstbewusster Auftritt einer Patientin war hier nicht erwünscht. Die Dame hörte sich kurz meine Ausführungen an und sagte mir dann knallhart ins Gesicht: »Es gibt keine Nebennierenschwäche! Entweder sie funktioniert, oder sie funktioniert nicht. Dazwischen gibt es nichts.«

Ich legte ihr das Buch *Grundlos erschöpft* des amerikanischen Nebennieren-Papstes Dr. James L. Wilson auf den Tisch. 480 Seiten, die sich nur um das eine Thema drehen: Nebennierenschwäche und die daraus resultierenden Symptome. Ein Bestseller, seit es 2001 erschienen ist. Die Ärztin blieb bei ihrer Meinung und bot mir die übliche Blutuntersuchung und einige andere Tests an. Ich lehnte dankend ab – und ging. Auf dem Weg zum Parkplatz beschloss ich, dass ich mir ab jetzt diese unbefriedigenden Arztbesuche ersparen würde. Ich hatte keine Lust mehr auf solch eine abschätzige Behandlung. Auf Mediziner, die stur ihr Universitätswissen herunterbeteten, das mit mir und meinem Befinden rein gar nichts zu tun hat. Ich wollte mich nicht mehr erklären, nicht mehr um Hilfe bitten.

Der richtige Weg

Schlussendlich habe ich die meisten Erfolge in den letzten Jahren meinen Recherchen und meinem Bauchgefühl zu verdanken. Ich weiß und ich spüre, was mir guttut. Und vor allem, was nicht. Wenn ich mir vertraue, bin ich auf dem richtigen Weg, das wurde mir an diesem Nachmittag endgültig klar. Natürlich brauche ich einen Mediziner, um Medikamente verschrieben zu bekommen und Labore zu beauftragen. Aber ich habe ja zwei Vertraute: meinen Hausarzt und Kirsten, meine Heilpraktikerin. Mit ihnen zusammen erkunde ich die letzten Schwächen meines Körpers. Wir arbeiten zusammen. Und das ist ein verdammt gutes Gefühl. Sie hören auf mich, nehmen meine Ideen auf. Und ich profitiere von ihrem Expertenwissen. Und so bin ich auf einem guten Weg. Sicher, noch läuft nicht alles hundertprozentig so, wie ich es gern hätte. Aber das wird schon, da bin ich mir sicher. Ich bin ruhiger geworden, zufriedener – und dankbarer. Ich weiß, ich hab schon viel erreicht. Ich bin ganz schön weit gekommen. Und das habe ich vor allem meinem Durchhaltevermögen und meinem starken Willen zu verdanken.

Wenn ich mir rückblickend die letzten vier Jahre so anschaue, bin ich erschrocken, wie schlecht es mir doch manchmal ging, wie tief ich gefallen bin. Aber ich bin auch stolz auf mich, dass ich es aus den dunklen Löchern immer wieder rausgeschafft habe, dass ich wieder aufgestanden bin und nicht aufgegeben habe.

Diese Kraft und mein Wissen möchte ich gern mit anderen Betroffenen teilen. Mit Ihnen. Denn es gibt keinen Grund, warum nicht jedem Hashimoto-Patienten geholfen werden sollte. Dafür muss die Öffentlichkeit, die Ärzte und die Gesellschaft, mehr erfahren. Und dieses Buch ist der Anfang ...

KAPITEL 2

Hab ich's auch?
Die Symptome

Im ersten Kapitel haben Sie nun meine Geschichte erfahren. Aber ich möchte ja Ihnen helfen! Deshalb folgen jetzt Infos, Infos und noch mal Infos, die Ihnen Anhaltspunkte, Tipps und Anregungen geben sollen, um besser mit Hashimoto leben zu können. Natürlich immer gespickt mit meinen Erlebnissen.

Ich muss es hier einmal explizit erwähnen: Ich bin kein Arzt, habe keine medizinische Ausbildung oder Ähnliches. Alles, was ich in diesem Buch zusammengetragen habe, sind meine persönlichen Erfahrungen und Recherchen der letzten vier Jahre. Ich habe all das selbst ausprobiert. Trotzdem sind es nur Vorschläge, die Sie für sich persönlich prüfen sollten. Ziehen Sie gegebenenfalls immer zuerst Ihren Arzt oder Heilpraktiker zurate, bevor Sie sie für sich anwenden. Was bei mir funktioniert, muss nicht unbedingt zu Ihrem Körper passen. Denn genau wie kein Arzt in Sie hineinschauen und -fühlen kann, ist auch mir diese Gabe nicht vergönnt.

Und natürlich muss ich auch an dieser Stelle einmal betonen, dass ich als Journalistin oft ganz andere Zugänge zu Informationen und Experten sowie weitere Recherchemöglichkeiten habe als »Otto-Normalverbraucher«. So ein Visitenkärtchen öffnet einfach Türen, die auch mir als Privatperson verschlossen bleiben würden. Lassen Sie sich davon aber bitte nicht abschrecken, sondern nutzen Sie das hier von mir bereitgestellte und zusammengetragene Wissen lieber, um gemeinsam mit Ihrem Arzt

Ihren Beschwerden auf die Schliche zu kommen. Ganz wichtig: Auch wenn man aus lauter Frust nach zig Zurückweisungen von unbelehrbaren Medizinern am liebsten nie wieder mit einem solchen sprechen möchte, muss ich Ihnen dennoch nahelegen, immer den Rat eines studierten Experten in Anspruch zu nehmen. Ohne einen Arzt bekommen Sie (leider) auch gar keinen Zugang zu verschreibungspflichtigen Medikamenten. Und die sind nun mal unerlässlich für die Hashimoto-Therapie. Also, raffen Sie sich wieder auf und gehen Sie noch einmal auf die Suche nach einem »Verbündeten« im weißen Kittel. Wenn Sie einen echten Mitkämpfer gefunden haben, wird vieles einfacher auf dem Weg zu einem guten Leben mit Hashimoto, das kann ich Ihnen aus eigener Erfahrung versprechen!

Und an all diejenigen, die dieses Buch in die Hand genommen haben, aber mittlerweile – auf welchem Weg auch immer – festgestellt haben, dass sie sich zwar in einigen Hashimoto-Symptomen wiedererkennen, aber diese Diagnose doch nicht zutrifft: Lassen Sie sich nicht entmutigen! Suchen Sie weiter! Ich habe fast drei Jahre forschen müssen, bis ich wusste, warum es mir so schlecht ging. Ganz bestimmt werden auch Sie fündig, wenn Sie nur nicht aufgeben.

So, genug der Belehrungen. Jetzt geht's los!

Zuerst müssen ein paar trockene Fakten sein, damit klar wird, was sich da in unserem Körper so abspielt. Denn meine Erfahrung ist: Je besser ich Bescheid weiß und die Zusammenhänge verstehe, umso besser kann ich meine Symptome und plötzliche Veränderungen deuten. Und: Ich kann meinem Arzt viel besser begreiflich machen, warum ich ihn um Hilfe bitte. Viele Ärzte

Die Symptome

sind überrascht, wenn ich Ihnen erkläre, was warum mit meinen Hormonen und Organen passiert und warum ich glaube, dass dieses oder jenes Medikament gut oder nicht gut für mich ist. Aber genau der Mediziner oder Heilpraktiker, der sich darauf einlässt und es gut findet, einen mündigen Patienten vor sich zu haben, der ist der Richtige für die Behandlung einer so komplexen Krankheit wie Hashimoto.

Aber nun zu den Fakten ...

Anatomie

Der medizinische Fachbegriff für die Schilddrüse ist *Glandula thyreoidea*. *Glans* aus dem Lateinischen bedeutet »Drüse«, *thyreoeides* aus dem Griechischen »schildförmig«. Es gibt Drüsen, die Sekrete außerhalb des Körpers absondern. Die, die ihre Sekrete innerhalb des Körpers freisetzen, werden endokrine Drüsen genannt. Zu ihnen gehören die Nebennieren, die Bauchspeicheldrüse, die Nebenschilddrüsen, die Hirnanhangsdrüse – und die Schilddrüse. Sie alle sondern Hormone und andere wichtige Stoffwechselsubstanzen ab.

Die Schilddrüse befindet sich vorn am Hals. Sie liegt vor der Luftröhre, knapp unterhalb des Kehlkopfes. Von vorn betrachtet hat die Schilddrüse in etwa die Form eines Schmetterlings. Bei Frauen ist sie ungefähr 15 bis 18 Gramm schwer, bei Männern wiegt sie etwa 20 bis 25 Gramm. Obwohl sie damit ein Leichtgewicht ist, sind die von ihr produzierten Hormone echte Multitalente. Nahezu alle Organe im menschlichen Körper werden durch die Schilddrüsenhormone Thyronin (T4, ebenso durch das oft verabreichte Mittel Thyroxin) und Triiodthyronin (T3) in irgendeiner Art beeinflusst. Sie spielen vor allem eine wichtige Rolle für den Energiestoffwechsel und das Wachstum einzelner Zellen sowie des Gesamtorganismus'.

Die Schilddrüsenzellen sind die einzigen Zellen unseres Körpers, die Jod absorbieren können. Das aus der Nahrung aufgenommene Jod setzt die Schilddrüse mit der Aminosäure Tyrosin zusammen und wandelt diese Mischung in Thyronin (T4) um. Daraus wiederum wird in den verschiedenen Geweben und Organen des Körpers, zum Beispiel der Leber, durch Dejodierung das stoffwechselaktive Triiodthyronin (T3).

Funktioniert die Schilddrüse normal, produziert sie entsprechend dem Bedarf des Körpers eine ausreichende Anzahl an T3- und T4-Hormonen. Sie arbeitet dabei Hand in Hand mit anderen endokrinen Drüsen.

Der Hypothalamus überwacht den Ablauf einer großen Anzahl von Körperfunktionen und den Einfluss äußerlicher Faktoren wie Hitze, Kälte oder Stress. Registriert der Hypothalamus, dass er auf einen dieser Faktoren reagieren muss, erzeugt er das Thyreotropin Releasing Hormon (TRH). Er schickt das TRH zur Hirnanhangsdrüse und bewirkt an deren Vorderlappen die Freisetzung des TSH (Thyreoidea stimulierendes Hormon). Die Schilddrüse wiederum setzt daraufhin T3 und T4 frei. Die Schilddrüsenhormone gelangen mittels eines Trägerproteins namens TGB (Thyroxin bindendes Globulin) in den Blutkreislauf und damit zu den Organen. In den Geweben angekommen, interagieren die Hormone mit Rezeptoren, die sich in den Zellkernen befinden und so den Befehl zu einer erhöhten Arbeitsgeschwindigkeit bekommen.

Sobald der Hypothalamus durch ein Rückkopplungssystem erkennt, dass genügend T3 und T4 im Umlauf sind, drosselt er die TRH-Produktion. Dadurch sinkt der TSH-Wert, die Schilddrüse verringert die Hormonproduktion. Durch dieses System stellt der Körper sicher, dass die überwachten Funktionen in der dem Bedarf des Körpers und den Umständen angemessenen Geschwindigkeit laufen.

Hashimoto Thyreoiditis – die Definition

Bei Hashimoto Thyreoiditis (Autoimmunthyreoiditis) handelt es sich um eine chronische Entzündung der Schilddrüse. Diese Entzündung wird allerdings nicht durch Viren oder Bakterien ausgelöst, sondern durch eine Fehlsteuerung des Immunsystems. Antikörper lagern sich an Proteinen im Schilddrüsengewebe an. Das wiederum weckt das Immunsystem aus seinem Schlaf. Ein Krieg zwischen den Immunzellen und der eigentlich friedlichen Schilddrüse beginnt. Beim fehlgeleiteten Versuch, den Eindringling (die Antikörper) abzuwehren, zerstören die aggressiven Immunzellen nach und nach das körpereigene und überlebenswichtige Schilddrüsengewebe. Deswegen zählt man Hashimoto Thyreoiditis zu den Autoimmunerkrankungen.

Benannt ist Hashimoto Thyreoiditis nach seinem Entdecker, dem japanischen Arzt Dr. Hakaru Hashimoto (1881–1934), der diese Erkrankung erstmals 1912 beschrieb. Es gibt zwei unterschiedliche Verlaufsformen. Zum einen die hypertrophe Variante, die durch unkontrolliertes Wachstum von Zellen zu einer Vergrößerung der Schilddrüse führt. Und zum anderen die atrophe Variante, bei der Schilddrüsengewebe zerstört und abgebaut wird und wodurch die Größe des Organs immer mehr abnimmt. Im Allgemeinen tritt die atrophe Form häufiger auf: Rund 80 Prozent der Erkrankten leiden darunter. Circa 90 Prozent davon sind Frauen.

Zwei Fakten sind mir hier besonders wichtig:

1. Hashimoto ist nicht heilbar! Ich höre immer wieder von Patienten, die von ihrem Arzt oder Heilpraktiker als völlig geheilt entlassen werden, weil die Blutwerte in Ordnung sind oder keine Antikörper mehr im Blut auftauchen (mehr dazu im folgenden Kapitel). Das bedeutet aber nicht, dass man kein Hashimoto mehr hat! Die nichts ahnenden Patienten setzen ihre Hormontabletten ab und wundern sich, dass es ihnen nach kürzester Zeit wieder schlecht geht. Das ist höchst fahrlässig und auch nicht ungefährlich! Wenn Sie einem Arzt begegnen, der von vollständiger Heilung spricht, holen Sie sich unbedingt eine zweite Meinung ein. Sicher kann man den Gesundheitszustand stabilisieren, den Körper in bessere Balance bringen, einzelne Baustellen eliminieren und dafür sorgen, dass man sich mit der Krankheit so gut es geht arrangiert – aber geheilt werden kann man bisher leider nicht.

2. Hashimoto ist keine Erkrankung der Schilddrüse, sondern des Immunsystems! Das ist so elementar, weil durch diese falsche Annahme der Fokus nur auf die Schilddrüse gerichtet wird und sämtliche andere Symptome im Körper vernachlässigt werden. Wenn diese Tatsache mehr in den Mittelpunkt der Behandlung gestellt würde, wäre es selbstverständlich, sich auch die Faktoren anzuschauen, die das Immunsystem aus dem Gleichgewicht bringen: Allergien, Umweltbelastungen, Entzündungen im Körper, Stress und vieles mehr. Bei der Schilddrüse anzusetzen, hilft nicht. Man kann durch eine Beruhigung des aufge-

hetzten Immunsystems das Fortschreiten der Zerstörung verlangsamen und so vielen Symptomen den Nährboden nehmen.

Ursachen

Die genauen Ursachen und Auslöser für die Entstehung der Hashimoto Thyreoiditis sind bisher noch nicht ausreichend wissenschaftlich erforscht. Vermutet wird jedoch, dass es nicht eine einzige Ursache gibt, sondern dass mehrere Faktoren zusammentreffen müssen, damit es tatsächlich zum Krankheitsausbruch kommt.

Viele Hashimoto-Patienten (so auch ich) haben ebenfalls Betroffene in der Familie. Wahrscheinlich wird die Krankheit von der Mutter auf die Tochter, seltener auf den Sohn, übertragen. Wenn zu dieser Vorbelastung noch großer Stress, chronische Infektionen, eine übermäßige Jodzufuhr oder anderes dazukommen, kann die Krankheit ihren Lauf nehmen. Das Epstein-Barr-Virus und das Pfeiffersche Drüsenfieber werden aktuell von Wissenschaftlern ebenfalls als Auslöser für eine Autoimmunerkrankung der Schilddrüse diskutiert.

Raucher haben ein erhöhtes Hashimoto-Risiko. Zigaretten enthalten Thiozyanat, einen Stoff, der die Schilddrüse schädigt und wie eine Antischilddrüsensubstanz wirkt. Oft bemerken Frauen erst, wenn sie mit dem Rauchen aufhören, dass sie unter einer Unterfunktion leiden. Wissenschaftler gehen davon aus, dass das Nikotin einen künstlich erhöhten Stoffwechsel schafft, der die typischen Hashimoto-Symptome Müdigkeit, Gewichtszunahme, Stimmungsschwankungen, Verdauungsprobleme und so weiter unterdrückt.

Viele Betroffene spüren zum ersten Mal in Zeiten der hormonellen Umstellung die ersten Symptome: in der Pubertät, den Wechseljahren oder oft auch in der Schwangerschaft. Gerade am Anfang einer Schwangerschaft wird das Kind von den Schilddrüsenhormonen der Mutter mit versorgt. Wenn eine Schilddrüsenunterfunktion vorliegt, ist das deshalb sehr gefährlich für das Kind – gerade für die geistige Entwicklung des Fötus'. Die Mutter rutscht rasant in eine nie gekannte Unterfunktion, die das gesamte Hormonsystem durcheinanderbringt. Das macht es nach der Geburt umso schwerer, den Körper wieder in Balance zu bringen. In dieser Zeit befindet sich die Frau sowieso in einer extremen hormonellen Umstellung und steht zudem unter der ungewohnten Belastung durch das neue Familienmitglied. Es kommt immer wieder vor, dass eine beginnende Hashimoto-Erkrankung als »gewöhnliche« Wochenbettdepression diagnostiziert wird. Die Frau wird mit dieser lapidaren Erklärung in ihrer unglücklichen Situation einfach alleingelassen. Die wenigsten Ärzte kommen bei jungen Müttern auf die Idee, die Schilddrüse zu checken. Ein Fehler!

Ein weiterer Faktor, der als Auslöser für unzählige Autoimmunerkrankungen heute von vielen (ganzheitlichen) Ärzten und Wissenschaftlern ernsthaft in Erwägung gezogen wird, ist die immer stärker werdende Umweltverschmutzung. Dazu gehört auch die ständige Vergiftung, die wir uns unbemerkt durch die Nutzung von Plastik in allen Bereichen des alltäglichen Lebens zufügen. Der Körper lagert das Gift im Fettgewebe und/oder einzelnen Organen ab. Das wiederum ruft das Immunsystem auf den Plan, das den »Eindringling« zu bekämpfen versucht. Je nachdem, welchen persönlichen Schwachpunkt man hat, können so das zentrale Nervensystem (Multiple Sklerose), Gelenke

Die Symptome

und Sehnen (Rheumatoide Arthritis), die Betazellen der Bauchspeicheldrüse (Diabetes mellitus Typ 1) oder eben bei Hashimoto die Schilddrüse angegriffen werden. Einige Ärzte bezeichnen die heute lebenden Menschen auch als die Generation der Autoimmunerkrankten. Eine wirklich traurige Entwicklung, an deren Entstehung allein wir Menschen schuld sind. Ich finde, nicht nur wir Betroffene sollten darüber nachdenken, ob wir so weitermachen und die folgenden Generationen automatisch dieser Gefahr aussetzen wollen – oder nicht.

Viele denken: Was gehen mich die verdreckten Meere an, die abgeholzten Regenwälder oder die schmelzenden Eisberge? Aber in der Form von schmerzenden Gelenken oder den Beschwerden, die zum Beispiel Hashimoto auslöst, wird die Bedrohung greifbar. Ich bin mir sicher, dass jeder, der selbst unter irgendeiner Autoimmunerkrankung leidet, diese Beschwerden seinen Kindern, Enkeln und deren Nachfahren ersparen möchte. Aber im Moment tun wir alles dafür, dass sie mit fast hundertprozentiger Sicherheit an irgendeiner Form von Autoimmunerkrankung leiden werden. Vielleicht kann das Ansporn genug sein, etwas im Leben von jedem von uns zu verändern und dafür einzutreten, dass auch andere diese Bedrohung wahrnehmen. Das ist meiner Meinung nach die bessere Alternative, als passiv auf einen Fortschritt in der Forschung zu hoffen. Denn ob der jemals kommt, ist fraglich. Die Medikamenten- und Therapie-Forschung – das ist leider auch traurige Wahrheit – wird meist von der Pharmaindustrie finanziert. Und somit wird nur Geld investiert, wenn man sich auch eine ordentliche Rendite erhoffen kann. Im Fall von Hashimoto mit den vielen unspezifischen Beschwerdebildern und unterschiedlichsten Symptomen ist das wohl eher unwahrscheinlich. Es gibt Schilddrüsenhormon-Tabletten und -Tropfen – das soll reichen. Dass die Schilddrüse nicht nur zwei Stoffe, also T3 und T4, produziert, wird dabei geflissentlich übersehen. Aber das ist ein anderes trauriges Kapitel. Bis sich auch dort etwas geändert hat, müssen wir weiterhin selbst aktiv werden.

Symptome

Wir sind jetzt erst im zweiten Kapitel dieses Buches – und schon stoße ich auf ein großes Problem, das typisch ist für Hashimoto: Diese Krankheit fühlt sich bei jedem anders an. Die Symptome können von Betroffenem zu Betroffenem komplett variieren. Allen gemein ist nur, dass sie das ganze Leben verändern, und zwar immer zum Schlechten. Aber eine allgemein gültige, für alle Betroffenen zutreffende Symptomliste kann man guten Gewissens definitiv nicht erstellen. Und schon gar nicht kann man ausschließen, dass es nicht noch mehr Beschwerden im Zusammenhang mit Hashimoto gibt. Andererseits muss nicht jeder Hashimoto-Kranke all die aufgezählten Symptome zeigen.

Wenn Sie weiterlesen, werden Sie sehen, wie umfangreich meine Zusammenstellung schon ist. Diese Liste besteht aus meinen eigenen Symptomen plus denen, die ich in einer Umfrage unter anderen Betroffenen gesammelt habe. Sie ist unglaublich vielfältig und beinhaltet fast jeden Teil des Körpers. Genau das macht es den meisten Ärzten so schwer, Hashimoto sofort und eindeutig zu identifizieren.

Ein weiteres Problem ist, dass die »Zipperlein« kommen und auch wieder verschwinden können. Das hat vor allem mit ei-

Die Symptome

nem Wechsel zwischen Schilddrüsenüber- und -unterfunktion zu tun.

Gerade zu Beginn, aber auch im Verlauf der Krankheit treten immer wieder Phasen der Überfunktion auf. Durch einen Angriff des Immunsystems auf die Schilddrüse (durch jodhaltige Ernährung, Stress, Infektionen oder Ähnliches) sind vermehrt Hormone im Blut, der Stoffwechsel läuft auf Hochtouren.

Typische Überfunktions-Symptome sind:

- Nervosität
- Reizbarkeit
- Rastlosigkeit
- Zittern (insbesondere der Hände)
- Ein- und Durchschlafstörungen
- Schweißausbrüche und feuchtwarme Haut
- Herzklopfen, Herzrasen und Herzrhythmusstörungen
- Heißhunger und verstärkter Durst
- Durchfall
- Gewichtsverlust bei gutem Appetit und normaler Nahrungsaufnahme
- Störungen im Menstruationszyklus

Mir ist wichtig, noch einmal zu betonen, dass diese Symptome auftreten können, aber nicht müssen. Das ist bei jedem anders. Ich hatte zum Beispiel auch in der Unterfunktionsphase Symptome einer Überfunktion, wie zum Beispiel Herzrasen und Hitzewallungen. Also, lassen Sie sich nicht ver- und beirren. Sie sind Ihr eigener Maßstab! Nicht diese Liste und auch nicht irgendeine andere. Sie spinnen nicht, und Sie bilden sich die Beschwerden auch nicht ein. Das sagen Ärzte gern mal so daher, weil sie mit den vielfältigen Symptomen überfordert sind und sie nicht zuordnen können. Ihre Blutwerte sagen, dass alles in Ordnung sei, also muss das auch so sein. Lassen Sie sich das nur nicht einreden! Es gibt eine Erklärung für all das, was Sie an sich wahrnehmen. Und die finden Sie auf den folgenden Seiten und in den nächsten Kapiteln. Ihr Arzt wird erstaunt sein!

Weiter geht es mit den Symptomen einer Unterfunktion, sprich wenn der TSH-Wert erhöht ist. Der Stoffwechsel fährt runter. Ihr Körper ist in einer Art Dämmermodus. Und das spüren Sie physisch und psychisch.

Typische Unterfunktions-Symptome sind:

- niedrige Körpertemperatur und erhöhte Kälteempfindlichkeit
- Ödeme durch Wassereinlagerungen im Gesicht und an den Extremitäten
- Kloß im Hals, phasenweise Strangulationsgefühl, häufiges Räuspern
- heisere oder tiefe Stimme (teilweise ausgelöst durch ein Stimmbandödem)
- Depressionen, Antriebslosigkeit
- Schwächegefühl bis hin zum Zusammenbruch
- Muskelabbau

- Muskelschmerzen und -krämpfe, Muskelverhärtung
- trockene, juckende Haut, unreine Haut
- brüchige Haare und Nägel
- Haarausfall (auch Wimpern und Augenbrauen)
- unkontrollierbare Gewichtszunahme
- Übelkeit
- Verdauungsstörungen (Verstopfung oder Durchfall)
- Nahrungsmittelallergien
- Insulinresistenz
- hohe Cholesterinwerte
- Wachstumsstörungen
- Herzvergrößerung und verlangsamter oder zu schneller Herzschlag
- verringerte Libido
- veränderter Menstruationszyklus (sehr starke, schwache oder auch ausbleibende Regel)
- Probleme, schwanger zu werden
- Impotenz
- Augenerkrankung wie endokrine Orbitopathie (deutliches Hervortreten der Augäpfel)
- Sehstörungen ohne Verschlechterung der Sehwerte
- Tinnitus
- Gelenkschmerzen
- ständige Müdigkeit
- Schlafstörungen
- plötzlich auftauchendes Schnarchen
- Konzentrations- und Gedächtnisstörungen

- Sprachstörungen
- Koordinationsstörungen
- Kreislaufprobleme
- schlechte Wundheilung
- schlechte Immunabwehr

Wie gesagt, diese Liste erhebt nicht den Anspruch auf Vollständigkeit. Und nicht alle Symptome sind direkt auf die Zerstörung der Schilddrüse zurückzuführen, sondern eventuell auch auf Folgeerkrankungen. Das können eine Nebennierenschwäche, Bauchspeicheldrüsenprobleme oder zum Beispiel auch die Folgen des körperlichen Dauerstresses sein. Aber dazu mehr im Kapitel 5.

Eigentlich sollte diese Liste bei jedem Arzt in der Schublade liegen, um bei dem meist diffusen Beschwerdebild, das Hashimoto bei den Betroffenen erzeugt, so schnell wie möglich die richtige Diagnose zu stellen. Ich bekomme viele Mails und Nachrichten von Frauen, die jahrelang den Grund für ihr Leiden gesucht haben. Gerade heute schrieb mir eine junge Frau, die seit über zehn Jahren gegen Panikattacken und Depressionen kämpft und deshalb arbeitsunfähig und mittlerweile sogar verrentet ist! Die Ärzte behandelten immer nur ihre psychischen Probleme – ohne Erfolg. Es gibt Tage, an denen sie nicht mal aus dem Bett aufstehen kann, weil es ihr körperlich und seelisch so schlecht geht. Mittlerweile weiß sie, dass Hashimoto Thyreoiditis die Ursache allen Übels ist. Aber die Schäden und Beschwerden sind in der Zwischenzeit so schwer geworden, teilweise sogar chronisch, dass sie kaum mehr Hoffnung hat.

Die Symptome

Solche Schicksale sind leider keine Einzelfälle. Ich höre Geschichten dieser Art immer wieder. Und oft sind die Frauen erschreckend jung. Sogar Mädchen in der Pubertät schreiben mir flehende Mails, weil sie das Gefühl haben, mit all diesen seltsamen Signalen ihres Körpers total alleingelassen zu werden. Sie stecken sowieso in einer schwierigen Phase ihres Lebens und haben oft nicht das Selbstbewusstsein, für ihre Behandlung richtig einzustehen. Und Eltern stehen ratlos vor ihrem verzweifelten Kind, das unter schwer nachvollziehbaren Symptomen leidet, und können ihm nicht helfen.

Das sollte eigentlich Ansporn genug für Ärzte sein, sich mehr Wissen über Hashimoto anzueignen. Aber auch wir Betroffene müssen mit dem Thema mehr an die Öffentlichkeit. Immerhin sind wir allein in Deutschland geschätzte acht bis zehn Millionen! Manche Experten sprechen sogar von bis zu 13 Millionen Hashimoto-Kranken! Zum Vergleich: Diabetes, eine anerkannte Volkskrankheit, haben »nur« sieben Millionen Deutsche. Verstehen Sie mich nicht falsch, ich möchte eine Diabetes-Erkrankung auf keinen Fall harmloser erscheinen lassen, als sie ist. Und ich möchte im Gegenzug auch keine Hysterie rund ums Thema Hashimoto schüren. Ich wünsche mir einfach nur, dass Ärzte und Betroffene besser informiert sind und werden. Und: Ich wünsche mir, dass Menschen, die unter dieser Erkrankung leiden, nicht abgestempelt werden als Hypochonder oder eingebildete Kranke. Ich habe das selbst nicht nur einmal erlebt. Das schmerzt fast noch mehr als die Krankheit selbst.

Es muss nicht so weit kommen, dass man mit der Diagnose Hashimoto als Frührentner(in) mit unzähligen chronischen Beschwerden endet – und schlussendlich das ganze Leben an einer falsch therapierten Krankheit und ihren Folgen zerbricht. Auch deswegen schreibe ich dieses Buch und hoffe, damit ein wenig Aufklärung leisten zu können. Mit den Berichten über mein persönliches Schicksal möchte ich vor allem Ihnen helfen, etwas für sich zu tun. Aber ich will auch die Öffentlichkeit aufrütteln und das Thema Hashimoto in einen anderen Blickwinkel rücken. Raus aus der Ecke der seltenen Krankheiten. Denn bei so vielen Millionen Betroffenen kann man davon ja nun wirklich nicht sprechen! Also, lassen Sie es uns anpacken! Umblättern und das nächste Kapitel lesen, das wäre der nächste Schritt.

KAPITEL 3
Ultraschall & Bluttests – und was die Werte wirklich aussagen

Bei Hashimoto sieht man einer Schilddrüse nicht von außen an, dass sie ganz schön in Schwierigkeiten steckt, sprich nach und nach vom Immunsystem angegriffen und zerstört wird. Dafür muss man schon das Blut der jeweiligen Person genauer anschauen und zur Sicherheit auch noch ein Ultraschallbild der Schilddrüse anfertigen.

Beides ist heutzutage kein Problem. Schilddrüsenwerte im Blut können schon innerhalb von ein paar Stunden vorliegen. Das weiß ich, weil ein Heilpraktiker mich, nachdem ich morgens in seiner Praxis Blut abgenommen bekam, am Nachmittag anrief, um mit mir über die Werte zu sprechen. Und trotzdem gibt es immer noch so große Probleme, Missverständnisse, Falschinterpretationen und Verzögerungen, wenn es darum geht, sie richtig zu deuten. Oder überhaupt die richtigen zu messen!

Ein Frau schrieb vor Kurzem auf meiner »leben mit hashimoto by vanessa blumhagen«-Facebookseite, dass ihr Arzt neun (!) Wochen brauchte, um das Ergebnis der Blutentnahme zu lesen und ihr mitzuteilen. Was sich in dieser Zeit alles ändern kann! Unglaublich! Und auch unverantwortlich, wie ich finde. Kein Wunder, dass ich immer wieder von Betroffenen höre: »Ich wünsche diesen Ärzten nur einen Tag mit meiner Krankheit, in meinem Körper. Dann würden sie uns nicht so behandeln und alles als nicht so schlimm abtun!«

Meinen Blutwerten hätte man schon drei Jahre vor der eigentlichen Diagnose ansehen können, dass etwas mit meiner Schilddrüse schiefläuft. Man hätte! Aber es hat keiner getan, weil die Referenzwerte der Labore bei uns so altertümlich sind, aber viele Ärzte ihnen blind vertrauen, weil sie es einfach nicht besser wissen. Da hilft nur Aufklärung vonseiten der Patienten. Als Betroffener muss man – mal wieder – für sein Recht und die richtigen Untersuchungen eintreten. Und zwar so lange, bis auch der letzte Arzt verstanden hat, worum es hier geht.

TSH, T4 und T3

Rund um die Schilddrüse gibt es einige Parameter, die anzeigen können, dass etwas nicht stimmt. Zunächst das Thyroid Stimulating Hormone, kurz TSH. Die Hypophyse schickt dieses Hormon in Richtung Schilddrüse, um sie zur Produktion von Thyroxin (T4) anzuregen, wenn im Körper Mangel daran herrscht. Je höher der TSH-Wert im Blut, umso niedriger die Produktivität der Schilddrüse. Lange Jahre galten Werte bis 4,5 als normal. Heute weiß man, dass ab einem TSH-Wert von 2 etwas nicht stimmt. Dr. Michael E. Platt schreibt in seinem Buch *Die Hormon Revolution* sogar, dass ein TSH-Spiegel von über 1,0 bereits bedeute, dass die Hirnanhangdrüse der Schilddrüse befehle, mehr Schilddrüsenhormone zu produzieren. Der große Normbereich sei anhand der gemessenen TSH-Werte von 100 Medizinstudenten definiert worden, ohne die eigentliche Schilddrüsenfunktion in Betracht zu ziehen. Dr. Platt strebt bei seinen Patienten einen TSH-Wert von 0,3 an. Das zeigt an, dass der Körper die zugeführten Schilddrüsenhormone bestmöglich verwertet.

Ein weiteres Problem bei der Bestimmung des schilddrüsenstimulierenden Hormons ist aber auch, dass der TSH-Wert sehr leicht beeinflussbar ist von äußeren Faktoren wie Stress, Ernährung oder anderen Hormonen. Bei der Autoimmunerkrankung Hashimoto kann es zudem immer wieder passieren, dass das Immunsystem die Schilddrüse attackiert und dadurch Gewebeteile geballt voll mit Schilddrüsenhormonen in die Blutbahn gelangen. Der Betroffene rutscht in die Überfunktion, der TSH-Wert sinkt automatisch ab, weil die Hypophyse die Rückmeldung bekommt: Es ist genug T4 und T3 da! Also wird die Produktion gedrosselt.

Wird dem Körper von außen das benötigte Schilddrüsenhormon zugeführt, geschieht das Gleiche. Trotzdem fühlen sich manche Patienten immer noch nicht wohl. Das kann viele Gründe haben: Entweder sind die Level der Schilddrüsenhormone trotz allem nicht hoch genug für ihr Wohlbefinden. Oder: Man nimmt zwar genügend T4-Präparate ein, aber der T3-Wert ist noch immer zu niedrig. Oder: Es gibt noch andere Defizite oder Erkrankungen.

Leider bestimmen viele Ärzte, wenn sie die Schilddrüsenaktivität im Blut abbilden wollen, nur den TSH-Wert. Dass der aber wenig aussagekräftig ist, haben wir jetzt gesehen. Bestehen Sie deshalb immer darauf, dass noch mehr Werte im Labor untersucht werden! Und zwar die folgenden:

Thyroxin (T4): Erreicht das TSH die Schilddrüse, beginnt diese sofort mit der Produktion von Thyroxin. Dazu wird das Protein Thyreoglobulin mit vier Jodmolekülen verbunden. Dieses Paket wird dann in den Blutkreislauf gebracht. Etwa 93 Prozent der in der Schilddrüse produzierten Hormone sind Thyroxin oder T4. Nur sieben Prozent das stoffwechselaktive T3. Der Körper muss T4 allerdings erst in T3 umwandeln, damit es in den Organen und Geweben genutzt werden kann. Deshalb nennt man T4 auch das Speicherhormon.

Triiodthyronin (T3): T3 ist das eigentlich wirksame Schilddrüsenhormon im Körper. Nur ein kleiner Teil davon wird in der Schilddrüse gebildet, indem das Protein Thyreoglobulin mit drei Jodmolekülen verbunden wird. Der Rest wird in der Leber, den Muskeln, im Herzen und in den Nervenzellen gebildet, indem T4 mithilfe von Enzymen von einem Jodmolekül getrennt wird.

Einige Hashimoto-Patienten können noch so viel Thyroxin nehmen, ihr fT3-Level, also die Menge des freien T3 (siehe Kasten), steigt trotzdem nicht an. Das nennt man dann eine »Umwandlungsstörung«. Der Körper schafft es nicht, T4 in T3 umzuwandeln. Mir geht es auch so. Erst eine zusätzliche T3-Gabe, zum Beispiel Thybon, bringen den Triiodthyronin-Wert in Schwung.

Leider sind immer noch viele Ärzte der Meinung, es sei unnötig, T3 zu substituieren. Viele messen noch nicht einmal den T3-Wert im Blut ihrer Patienten. Wenn Ihr Arzt zu dieser Spezies gehört, bleibt Ihnen nichts anderes übrig, als sich einen neuen zu suchen. Denn sonst könnte es sein, dass Ihr Wohlbefinden einfach nicht wieder komplett hergestellt werden kann und die Beschwerden bleiben. Und das sollte doch eigentlich nicht das Sinnen und Trachten des behandelnden Mediziners sein, oder?

Freie und gebundene Hormone

Die Schilddrüsenhormone Thyroxin und Triiodthyronin sind an ein Transporteiweiß gebunden im Körper unterwegs. Erst »abgekoppelt« können sie allerdings wirksam werden. Deshalb ist es wichtig, sogenanntes freies T4 und freies T3 im Blut messen zu lassen, auch fT4 und fT3 genannt.

Wichtig sind hierbei die Referenzbereiche: Bekommt man die Ergebnisse des Bluttests ausgehändigt (Sie sollten sich immer eine Kopie für Ihre Unterlagen mitgeben lassen!), findet man hinter dem aktuellen Wert den sogenannten Referenzbereich. Zwei Zahlen, zwischen denen Ihr Ergebnis liegen sollte. Der angestrebte Bereich ist bei jedem Labor unterschiedlich, und er ist wichtig, um zu schauen, wie es mit den Hormonen steht. Allerdings bedeutet ein Wert innerhalb des Referenzbereichs nicht automatisch, dass es Ihnen gut gehen muss. Viele Patienten leiden trotz einer »optimal eingestellten Schilddrüse« noch unter Unterfunktionssymptomen. Denn »optimal« oder »normal« sind dehnbare Begriffe. Außerdem sind diese Werte so individuell wie ein Fingerabdruck. Könnte der eine mit einem TSH-Wert von 2 noch Bäume ausreißen, kommt der andere mit dem gleichen Wert kaum mehr aus dem Bett. Das muss Ihnen klar sein, wenn Sie den Zettel mit den vielen Zahlen richtig lesen wollen.

Bei den Werten für das freie T3 und T4 sollten Sie vor allem auf Ihr Gefühl hören. Klingt erstaunlich, ist aber meine und nicht nur meine Erfahrung. Den meisten Patienten geht es gut, wenn ihre Werte im oberen Drittel sind. Man kann im Internet auch nach Tabellen suchen, mithilfe derer man berechnen kann, wie viel Prozent des optimalen Wertes man erreicht hat.

Mein fT3 liegt zurzeit bei circa 56 Prozent, mein fT4 bei circa 90 Prozent. Das ist im Moment ganz okay. Wenn ich mich aber wieder schlapp und energielos fühlen sollte, könnte eine Dosisanpassung helfen, den fT3-Wert noch ein bisschen zu erhöhen.

Antikörper

Ein weiterer Parameter bei der Suche nach einer Hashimoto-Diagnose sind die Antikörper. Der Körper bildet sie als Verteidigungsmittel gegen Krankmacher wie Viren, Bakterien, Pilze und andere Erreger. Da das Immunsystem bei Hashimoto die Schilddrüse fälschlicherweise als Feind erkennt, bilden sich Antikörper als Waffe gegen diese Körperzellen.

Die Namen der gängigsten Antikörper hören sich an wie die Neffen von Dagobert Duck: MAK, TAK (auch TPO-Antikörper) und TRAK. Sie werden im Blut bestimmt. Und das sollte bei der Suche nach einer Hashimoto-Diagnose auch dringend gemacht werden. Denn schlussendlich wird hiermit festgestellt, ob eine Autoimmunerkrankung der Schilddrüse vorliegt.

Aber auch wenn die Antikörper im Blut nicht sichtbar sind, heißt das nicht, dass man nicht unter Hashimoto leidet – oder gar geheilt ist! Es sind nur eben in diesem Moment keine nachweisbar. Als mein Arzt final nach Beweisen für Hashimoto bei mir suchte, waren in meinen Blutwerten auch keine Antikörper zu finden. Aber die restlichen Ergebnisse waren so aussagekräftig, dass es keinen Zweifel gab. In den regelmäßigen Blutuntersuchungen, die ich seit der Diagnose alle paar Monate machen lasse, tauchen sie mal auf, mal nicht. Das hängt damit zusammen, wie schwer die Entzündung der Schilddrüse gerade ist. Und auch wenn das Immunsystem das Schilddrüsengewebe komplett zerstört hat, findet man keine Antikörper mehr.

Ultraschall und weitere Messverfahren

Nach den Blutwerten gibt es noch eine Untersuchungsmethode, bei der der Zustand der Schilddrüse im bildgebenden Verfahren angeschaut wird: der Ultraschall. Mithilfe der Sonografie überprüft der Arzt Struktur und Größe der Schilddrüse. Je nach Stadium der Erkrankung ist das Volumen verkleinert und man sieht Schädigungen des Gewebes. Bei meiner ersten ernst zu nehmenden Ultraschalluntersuchung konnte man auf dem Bildschirm deutlich erkennen, dass die linke Seite wesentlich kleiner war als der rechte Flügel. Und die weißen Tunnel, die sich durch die beiden Lappen zogen, sahen aus, als hätte sich ein kleiner Holzwurm durchgefressen.

Anhand des Ultraschalls kann ein geübter Arzt auch erkennen, wie lange das Immunsystem die Schilddrüse schon zerstört, sprich, wann die Krankheit ungefähr ausgebrochen sein muss. Das ist interessant, wenn man nachforschen möchte, welche Ereignisse wohl diese zumeist erblich bedingten Beschwerden zum Ausbruch gebracht haben. Bei mir muss es vier bis fünf Jahre vor der schlussendlichen Diagnose begonnen haben. Das bedeutet, dass der Krieg in meinem Hals schon ein bis zwei Jahre tobte, bevor ich die ersten Folgen spürte.

Manche Ärzte machen, um ganz sicherzugehen, noch eine Feinnadelbiopsie. Dabei wird mit einer dünnen Nadel eine Gewebeprobe aus der Schilddrüse entnommen. Keine unbedingt angenehme Untersuchung. Die Probe wird dann von einem Pathologen unterm Mikroskop untersucht. Bei einer Hashimoto Thyreoiditis sind deutlich mehr weiße Blutkörperchen (Leukozyten) vorhanden als in gesundem Gewebe.

Eine Szintigrafie, das ist eine nuklearmedizinische bildgebende Untersuchung, bei der dem Patienten radioaktiv markierte Stoffe in den Bereich der Schilddrüse gespritzt werden, ist zur Abklärung einer Hashimoto-Diagnose nicht nötig. Wenn allerdings beim Ultraschall noch andere Veränderungen wie Knoten oder Zysten gefunden werden, sollte man mit seinem Arzt darüber sprechen und gegebenenfalls solch eine Methode in Erwägung ziehen.

KAPITEL 4
Schilddrüsenhormone und ihre Dosierung – und warum sie nicht das Allheilmittel sind

Während der Recherche zu diesem Buch habe ich Folgendes auf der (inzwischen wohl geänderten) Website eines Arztes gelesen: »Hashimoto ist ein harmloses Pflänzchen, das oft verborgen und unbemerkt im Dunkeln wächst, bevor man die ersten Blüten entdeckt.«

Was für eine Beschreibung! »Harmloses Pflänzchen« und »Blüten« sind wohl definitiv die falschen Synonyme für eine Krankheit, die das Leben der meisten Betroffenen komplett umkrempelt, sie teilweise berufsunfähig und depressiv werden lässt, die es Frauen unmöglich macht, schwanger zu werden, und ganze Familien zerstört.

Aber diese Meinung ist gängig unter Medizinern. Der Arzt meines Vertrauens erklärte mir während eines unserer vielen Gespräche einmal, dass das Thema Schilddrüse während des Medizinstudiums nur kurz gestreift wird. Und deshalb handeln die meisten Ärzte in ihren Praxen nach der Prämisse: »Blutwerte haben immer recht.«

Die Einnahme der Hormone

Der amerikanische Hashimoto- und Schilddrüsen-Experte Datis Kharrazian sagt hingegen ganz klar, dass Blutwerte lügen und er nur auf das Gefühl der Betroffenen baue. Und Dr. John C. Lowe schreibt in seinem Buch *Your Guide to Metabolic Health*, ein Patient solle, um die optimale Dosierung der Schilddrüsenhormone zu erreichen, darauf achten, dass der Arzt diese Dosis nicht nur anhand von Bluttestergebnissen anpasst.

Dr. John C. Lowe war ein hervorragender Arzt mit dem Spezialgebiet Stoffwechsel. Dazu gehören eben auch die Schilddrüse und die Behebung einer Unterfunktion. Dr. Lowe hatte eine Website, auf der man alles rund um das Thema erfahren konnte und wo er Tausende Fragen von Patienten aus der ganzen Welt beantwortete. Sie merken schon, ich schreibe in der Vergangenheit. Denn dieser großartige, fortschrittlich denkende Mann aus den USA starb im Januar 2012 an den Folgen einer Kopfverletzung. Als kleiner Trost bleiben uns seine Bücher, die so viele tolle Anhaltspunkte und Anstöße geben für einen neuartigen Umgang mit Krankheiten und in unserem speziellen Fall mit der Behandlung von Hashimoto.

In seinem oben genannten Buch beschreibt Dr. Lowe auch, wie er seinen Patienten empfiehlt, die Schilddrüsenhormone einzunehmen. Er rät dazu, sie immer morgens mit mindestens einer Stunde Abstand zum Essen zu sich zu nehmen. Oder, wenn man die Dosis teilt, die andere Hälfte abends frühestens drei Stunden nach der letzten Nahrungsaufnahme. Nur so können die Tabletten richtig wirken. Und nur so kann man eine dauerhafte Verbesserung des Gesundheitszustandes erreichen. Hormone sind nichts anderes als Proteine, Eiweiße. Und diese verbinden sich mit anderen Eiweißen, wie zum Beispiel denen aus dem Essen oder aus Nahrungsergänzungsmitteln und anderen Medikamenten. Um das zu verhindern, sollte man abwarten, bis diese Stoffe entweder aus dem Verdauungstrakt verschwunden sind oder bis die Schilddrüsenhormone vom Körper vollständig aufgenommen wurden.

Dr. Lowe war auch ein großer Verfechter der zusätzlichen Einnahme von T3, also dem stoffwechselaktiven Schilddrüsenhormon. Studien, die er in seiner Praxis durchführte, zeigten, dass die meisten Patienten mit Schilddrüsenunterfunktion und Hashimoto sich mit einer alleinigen Gabe von T4, sprich zum Beispiel von Thyroxin, nicht wohlfühlten, unter Dauermüdigkeit, Muskelschmerzen, Gewichtszunahme und vielem mehr litten. Die typischen Unterfunktionssymptome eben. Hintergrund ist die schon im vorigen Kapitel beschriebene Umwandlungsstörung. Der Körper, vor allem die Leber, schafft es nicht, das zugeführte T4 mithilfe eines Enzyms in T3 umzuwandeln. Der TSH-Wert ist in diesem Falle oft durchaus im Referenzbereich oder gar darunter und der T4-Wert womöglich »normal«, aber T3 zieht nicht nach.

Da hilft es nur, seinen Arzt zu überzeugen, zusätzlich Tabletten mit T3 zu verschreiben. Davon braucht man allerdings sehr viel weniger als die gewohnte *Thyroxin*-Dosis. Aus meiner Erfahrung starten Sie am besten mit 5 Mikrogramm T3 – oder wenn Sie prinzipiell empfindlich reagieren noch weniger – und tasten sich langsam an die optimale Dosierung heran. Das geht wesentlich schneller als bei T4, Sie müssen also nicht immer zwei Wochen warten, bis der Körper sich auf die neue Medikation eingestellt hat. Sobald Sie Herzrasen und Durchfall bekommen, schlechter schlafen und unruhig werden, sind Sie übers Ziel hinausgeschossen. Aber keine Angst, diese Nebenwirkungen gehen schnell wieder weg, sobald die Dosis reduziert wird. Trotzdem sollten

Sie es natürlich nicht übertreiben. Aber ich gehe davon aus, dass es Ihnen eher darum geht, Ihr Wohlbefinden zu verbessern, als es zu verschlechtern. Deshalb mache ich mir da keine ernsthaften Sorgen. Ich spreche aus persönlicher Erfahrung.

Ärzte machen einem oft Angst und halten viele Patienten davon ab, sich selbst langsam an ihre Wohlfühldosis heranzutasten. Sicher muss man behutsam sein, Hormone haben eine unglaubliche Macht in unserem Körper. Wenn sie fehlen genauso, wie wenn sie in zu großer Menge vorhanden sind. Aber wenn Sie die praktisch unübersehbaren Signale Ihres Körpers beachten, kann Ihnen eigentlich nichts passieren. Denken Sie an die Worte von Datis Kharrazian: Er vertraut nur auf das Gefühl seiner Patienten. Und Sie sollten auf Ihres vertrauen.

Neben den bei uns gängigen Präparaten aus synthetisch hergestellten Hormonen gibt es zum Beispiel in den USA auch noch *Armour* von Forest Pharmaceuticals aus St. Louis, Missouri. Das sind aus getrockneten Schweineschilddrüsen hergestellte Tabletten, die sowohl T4 als auch T3 enthalten. Und dazu noch all die anderen Stoffe, die auch eine gesunde menschliche Schilddrüse enthält und produziert (T1, T2, Calcitonin). All diese Enzyme und Hormone vernachlässigen wir mit unserer reinen Synthetikhormon-Gabe völlig. Aber da es in Deutschland für viele schon nahezu unmöglich ist, von ihrem Arzt ein Rezept für Tabletten mit T3, sprich zum Beispiel Thybon, zu bekommen, muss man schon von Glück sagen, einen Mediziner zu finden, der für Mittel wie *Armour* offen ist.

Mit einem entsprechenden Rezept und über eine internationale Apotheke ist die Beschaffung von *Armour* auch bei uns kein

Problem. Ich lese immer wieder von amerikanischen Hashimoto-Betroffenen (und auch einigen wenigen hier bei uns), dass sie sich nach einer kurzen Umstellungs- und Eingewöhnungsphase wesentlich wohler mit den natürlichen Hormonen fühlen. Das hört sich an wie eine echte Alternative für die, die mit synthetischen Hormonen nicht wirklich klarkommen. Ich werde *Armour* in naher Zukunft auf jeden Fall ausprobieren. Denn warum soll etwas, was jahrzehntelang bis zur Entwicklung der synthetischen Doppelgänger wunderbar funktionierte, nicht auch heute noch helfen? Leider übernehmen gesetzliche Krankenkassen die hohen Kosten nicht. Bei privaten sollte man vor der Bestellung nachfragen, um keine bösen Überraschungen zu erleben.

Ganz egal, welche Hormontabletten man einnimmt, eigentlich hoffen wir ja alle nur, dass diese kleine unscheinbare Tablette endlich die erhoffte Erlösung bringt und wieder ein normales Leben möglich macht. Das ist in den überwiegenden Fällen leider nicht so, wage ich zu behaupten. Auch wenn Ärzte immer wieder versuchen, einem weiszumachen, dass die Hormonpille das Allheilmittel ist. Ich bin aus diesem verführerischen Traum relativ schnell aufgewacht, weil ich merkte, dass mit steigender Dosis meine Energie, mein Wohlbefinden und meine Leistungsfähigkeit nicht parallel zunahmen. Ganz im Gegenteil. Das lag an den zusätzlichen »Baustellen«, die sich immer wieder auftaten. Mehr dazu im nächsten Kapitel.

Der Grund, warum kein Hashimoto-Patient einfach nur eine Pille am Morgen braucht und schon ist alles paletti, ist, dass die Schilddrüse mit praktisch jedem Organ, Gewebe und Regelkreis im Körper verbunden ist. Datis Kharrazian hat das in seinem

Buch *Why Do I Still Have Thyroid Symptoms?* eindrucksvoll aufgeschlüsselt. Er schreibt: »Die Hormone der Schilddrüse wirken direkt oder indirekt ein auf:

- den Knochenstoffwechsel
- das Verdauungssystem
- die Gallenblase
- die Leber (Entgiftung)
- das Wachstumshormon
- die Fettverbrennung
- den Insulin- und Glukosestoffwechsel
- das Cholesterin
- den Gehirnstoffwechsel
- den Östrogenabbau
- die Nebennieren
- die Magensäureproduktion
- den Proteinstoffwechsel
- die Körperwärme
- die Progesteronproduktion
- die Blutproduktion
- die Herzgesundheit.«

Verstehen Sie jetzt, warum Ihre Symptome so komplex und vielfältig sind? Das ist auch der Grund, warum es für uns Laien und für viele Ärzte so schwierig ist, die Beschwerden zuzuordnen. Um selbst nicht an diesem Durcheinander zu verzweifeln und um es den behandelnden Medizinern leichter zu machen, die einzelnen Auslöser aufzudecken, empfiehlt mein großes Vorbild Dr. John Lowe, Tagebuch zu führen. Dort soll der Patient eintragen, welche Medikamente und Nahrungsergänzungsmittel er wann eingenommen hat. Und wie es ihm

Schilddrüsenhormone und ihre Dosierung

damit ging. Um die Wohlfühlkurve noch anschaulicher zu machen, schlägt Dr. Lowe vor, eine Art Diagramm zu zeichnen. Anhand dessen kann man schneller nachvollziehen, welche Veränderungen in der Medikation eventuell eine Verbesserung oder Verschlechterung des Allgemeinbefindens gebracht haben.

In den Phasen, in denen ich noch auf der Suche nach dem roten Faden in meiner Hashimoto-Therapie war, habe ich jeden Tag aufgeschrieben, was ich gegessen habe. Dazu mein Gewicht und eben die Mittel, die ich genommen habe – außerdem ein kleines Fazit zum Tag und einen Kommentar, was ich verändert habe und warum. So konnte ich rückblickend immer nachschauen, was sich wie entwickelt hat. Gerade wenn man mit so vielen unterschiedlichen Beschwerden zu kämpfen hat, ist es interessant und aufschlussreich, ein paar Monate zurückblättern zu können. Und in vielen Fällen konnte ich meinem Arzt anhand meiner Aufzeichnungen Entstehung und Entwicklungen von Problemen plausibel erklären.

Das Wichtigste bei dieser Arbeit war für mich aber, dass ich meinen Körper dabei besser kennengelernt habe und nach einiger Zeit abschätzen konnte, wie er reagiert. Ich fühlte mich diesem Hin und Her nicht mehr hilflos ausgeliefert, und das gab mir mein Selbstbewusstsein und meine Stärke Stück für Stück wieder zurück.

Die Form – ob nun in einem Schulheft handschriftlich aufgezeichnet oder als Word-Dokument auf Ihrem Laptop – das bleibt ganz allein Ihnen überlassen. Wählen Sie eine Art, die Ihnen liegt und die Sie in Ihren Alltag einbauen können. Ich habe mein iPad immer dabei, da lag es nah, mein Tagebuch darauf zu führen. So konnte ich im Hotel, im Flugzeug, im Zug oder auch zu Hause immer schnell aufschreiben, was sich am Tag getan hat. Und ich hatte auch unterwegs den Verlauf der letzten Monate im Blick, wenn ich etwas nachschauen wollte. Auch für dieses Buch waren meine Aufzeichnungen eine wahre Fundgrube und Gold wert. Man kann sich eben nicht alles merken. Will man manchmal ja auch gar nicht, gerade wenn es sich um unangenehme Vorkommnisse wie das eine oder andere Zipperlein handelt, wie es bei uns Hashimoto-Patienten eben gern mal auftritt.

Wenn ich mir heute die Notizen anschaue, bin ich überrascht, was ich in den letzten Jahren alles überstanden habe. Und es gibt mir neue Kraft, wenn ich gerade mal wieder mit einem neu aufgetretenen Symptom oder einem wieder aufgebrochenen Schwachpunkt hadere. Ich hab schon so viel geschafft, dieses Drama packe ich jetzt auch, denke ich mir dann. Und schon fühle ich mich ein ganz klein bisschen besser.

Schilddrüsenhormone allein reichen nicht

Wir haben ja schon festgestellt, dass Thyroxin und Thybon allein all die Beschwerden, die Hashimoto so mit sich bringt, nicht beheben können. Es gibt einige Vitamine, Mineralien und Spurenelemente, die den meisten Autoimmunerkrankten guttun, und das aus ganz unterschiedlichen Gründen. Es empfiehlt sich daher, den Arzt oder Heilpraktiker auf diese Stoffe anzusprechen und sie gegebenenfalls zusätzlich einzunehmen. Auch im nächsten Kapitel wird es darum gehen, wenn ich Ihnen meine »Checkliste« vorstelle.

Selen

Selen ist essenzieller Bestandteil der Thyronondeiodase, die für die Umwandlung von T4 in das wirksamere T3 sorgt. Zudem wurde in Studien nachgewiesen, dass die Schilddrüsen-Antikörper unter einer Selengabe gesenkt werden können. Man kann mit der Selentherapie sicher keine Heilung von Hashimoto versprechen, aber eine Absenkung der Antikörper und damit eine Verlangsamung des Autoimmunprozesses, also der Entzündung und Zerstörung der Schilddrüse. Und das ist ja auch schon mal was.

Die griechische Mondgöttin Selene gab dem chemischen Element seinen Namen. Das zeigt uns schon, wann wir Selen am besten einnehmen: abends. Aber bitte immer mit einem großen Abstand zu Vitamin C, weil sonst die Wirkung beeinträchtigt wird. Wissenschaftler empfehlen eine tägliche Dosis von 200 Mikrogramm. Lassen Sie zur Sicherheit nach ein paar Monaten den Selenwert in Ihrem Blut testen. Ich hatte nach zwei Jahren regelmäßiger Einnahme ein zu hohes Ergebnis. Nach einer Pause bin ich wieder mit 100 Mikrogramm eingestiegen. Beim nächsten planmäßigen Blutcheck werde ich auch den Selenwert neu bestimmen lassen und danach gegebenenfalls die abendliche Dosierung erhöhen.

Zink

Wenn Sie Selen einnehmen, sollten Sie auch immer an Zink denken. Studien haben gezeigt, dass ein niedriges Zink-Level die natürliche T3-Produktion im Körper verhindert. Zudem spielt Zink eine wichtige Rolle bei der Reduzierung von Schilddrüsen-Antikörpern und minimiert damit die Entzündung und Zerstörung des Organs. 20 Milligramm sind eine angemessene Dosis.

Ich nehme meine Tablette immer zum Essen, weil mir sonst sehr, sehr übel wird. Probieren Sie es im Zweifel aus, ob Sie unempfindlich reagieren. Und lassen Sie auch hier nach einiger Zeit mal den Wert im Blut checken.

B-Vitamine

Die Gruppe der B-Vitamine ist für unseren Körper in unzähligen Bereichen lebensnotwendig. Die acht Vitamine sind für den Kohlenhydrat-, Fett- und Eiweißstoffwechsel sowie die körpereigene Energiegewinnung essenziell, ein Mangel verursacht gravierende Folgen. Diese betreffen die Haut, die Schleimhäute, das Nervensystem, das Herz-Kreislauf- sowie das Magen-Darm-System. Die Einnahme von vielen Medikamenten erhöht den Bedarf an B-Vitaminen immens. Fragen Sie Ihren Arzt, welches Produkt er Ihnen empfiehlt, oder lassen Sie sich in der Apotheke beraten.

Viele Hashimoto-Patienten leiden speziell unter einem Vitamin-B12-Mangel. Das kann ganz unterschiedliche Gründe haben, eine gestörte Darmflora oder Gastritis zum Beispiel. Ich habe das gemerkt, weil ich immer müder und schlapper wurde. Mein Arzt hat das Defizit schnell im Blutbild ablesen können. Hoch dosierte Tabletten habe ich dann im Internet oder über meine Stamm-Apotheke bekommen. Manche Ärzte bevorzugen allerdings auch regelmäßige Infusionen oder Spritzen, die natürlich sehr viel schneller wirken als eine orale Gabe. Wenn Sie sich ausgelaugt fühlen, lassen Sie also Ihren B2-Wert beim Arzt bestimmen.

Eisen

Ein weiterer typischer Mangel tritt oft in Bezug auf Ferritin, also Eisen auf. Das hat auf der einen Seite damit zu tun, dass

Eisen für eine normale Schilddrüsenfunktion dringend benötigt wird. Andererseits kann die Aufnahme im Darm gestört sein. Ob einen Infusionen wieder auf die Beine bringen, Tropfen oder Tabletten, muss man im Einzelfall ausprobieren. Auch hier rate ich zu einem Gespräch mit dem behandelnden Arzt des Vertrauens.

Magnesium

Haben Sie nachts oder nach dem Sport Krämpfe? Oder lahmt Ihre Verdauung? Ich hätte noch vor einiger Zeit zweimal mit Ja geantwortet. Magnesiummangel ist heutzutage nicht nur bei Hashimoto-Patienten weit verbreitet. Das lebenswichtige Mineral ist an so vielen Vorgängen im Körper beteiligt, dass man ein Zu-Wenig im Körper sehr schnell sehr drastisch spürt. Mehr Details zur richtigen Wahl eines Magnesiumpräparats finden Sie im Kapitel 7.

Omega-3-Fettsäuren

Patienten mit Hashimoto sollen reichlich Omega-3-Fettsäuren zuführen, da diese in der Lage sind, Autoimmunprozesse zu dämpfen. Eskimos, oder besser Inuit, die sich traditionell von fettem Fisch, Robben-, Wal- und Walrossfleisch ernähren, sind kaum von Autoimmunkrankheiten betroffen, vorausgesetzt, sie leben wie ihre Vorfahren. Das Problem: Diese typische Inuit-Ernährung enthält eben auch viel Jod. Eine gute Alternative ist Leinöl. Ich nehme morgens und abends einen Esslöffel, entweder über den Salat oder einfach so. Leinöl darf nicht erhitzt werden und muss im Kühlschrank dunkel aufbewahrt werden. Hat man die Flasche angebrochen, ist das Öl darin nur circa drei Wochen haltbar. Achten Sie beim Kauf auf Bioqualität.

Vitamin D

Die Einnahme dieses »Sonnenvitamins« bringt bei vielen Hashimoto-Patienten eine erstaunliche Verbesserung ihres Wohlbefindens. Mehr dazu bei meiner Checkliste im folgenden Kapitel.

Schüßler-Salze Nr. 2 und Nr. 12

Man muss nicht immer in die »Chemiekiste« greifen, um den Körper auf den richtigen Weg zu führen, in unserem Fall, um die Anzahl der Antikörper, die in der Schilddrüse eingelagert sind und so zur fortschreitenden Zerstörung führen, zu senken. Ich bin ein großer Fan von Schüßler-Salzen, im Kapitel 8 erfahren Sie mehr über die Wirkung dieser sanften Funktionsmittel. Jetzt sei schon gesagt: Die Salze Nr. 2 *Calcium phosphoricum* und Nr. 12 *Calcium sulfuricum* in der Potenz D6 senken die Entzündungswerte und Antikörper in der Schilddrüse. Ich nehme kurmäßig täglich je fünf Tabletten und lasse sie langsam im Mund zergehen, besonders in Phasen, in denen ich vermehrt unter unangenehmem Druck auf der Kehle, Herzrasen und Hitzewallungen leide. Die positive Wirkung ist wohl der verbesserten Kalziumverwertung und der dadurch entstehenden Entlastung der Schilddrüse zuzuschreiben. Hierzu kann Sie am besten ein Heilpraktiker beraten.

KAPITEL 5
Meine Checkliste

Seit ich die Diagnose Hashimoto habe, sind mittlerweile gut zwei Jahre vergangen. Genügend Zeit, möchte man meinen, um die richtige Tablettendosis zu finden und sich mit der Krankheit zu arrangieren. Weit gefehlt! Immer wieder tauchen neue Baustellen auf, alte Zipperlein brechen wieder durch oder neue Beschwerden kommen hinzu. Mittlerweile habe ich herausgefunden, dass all das, was mich plagt, direkt oder indirekt mit Hashimoto zusammenhängt. Aus meiner Sicht heute – und vor allem nach vielen Gesprächen mit anderen Betroffenen, die die gleichen Erfahrungen gemacht haben – würde ich sofort nach der Diagnose noch einige andere Tests machen lassen. Denn ein Hashimoto kommt nie allein!

Eigentlich müsste eine Checkliste, wie ich sie auf den folgenden Seiten aufgeführt habe, bei jedem Allgemeinarzt, Endokrinologen und Internisten in der Schublade liegen. Aber die meisten Ärzte, die ich erlebt habe, vertrösten ihre Patienten nur mit dem Spruch: »Sie nehmen die Schilddrüsenhormone. Das reicht. Alle anderen Beschwerden haben nichts damit zu tun. Das wird schon wieder.« Aber nichts wird! Und schon gar nicht von allein, denn unser Körper ist ein komplexes System, gerade wenn es um Hormone geht. Gerät auch nur ein kleines Rädchen in diesem Uhrwerk aus dem Takt, kommt die ganze Ordnung durcheinander.

Auch ich habe immer wieder an mir selbst gezweifelt, hab den Fehler bei mir gesucht: Warum nehm' ich nicht ab? Warum bin ich immer so müde? Warum vertrag ich plötzlich all die Lebensmittel nicht mehr? Warum sind meine Schilddrüsenwerte so hoch, der TSH-Wert so niedrig, aber mein Wohlbefinden ist trotzdem schlecht? Und die Reaktion der Ärzte war nicht gerade aufbauend. Ich sollte mehr Sport machen, weniger essen, früher ins Bett gehen und nicht so viel durch die Gegend fliegen. Die gleichen Tipps, die sie mir schon vor der Diagnose Hashimoto gegeben haben. Genau wie damals brachten sie mich auch jetzt nicht weiter. Und vor allem behoben sie nicht die Ursache. Frustrierend war dabei auch immer dieser unterschwellige Vorwurf, ich würde mir das alles nur einbilden. Es darf nicht sein, was nicht sein kann.

Auch wenn es schwerfällt und manche Mediziner einem wirklich jedes Selbstbewusstsein nehmen, bleiben Sie hart und stehen Sie zu Ihren Beschwerden. Sie bilden sich die Schmerzen und zusätzlichen Kilos nicht ein. Und noch wichtiger: Sie haben nichts falsch gemacht! Es gibt einen medizinischen Grund. Und der muss gefunden werden. Sagen Sie das so knallhart Ihrem Arzt. So hab' ich es auch gemacht.

Nur weil ich immer wieder auf neue Tests bestanden und meine Recherchen mit eingebracht habe, konnten die meisten Beschwerden behoben werden – oder zumindest weiß ich jetzt, woran es liegt. Sicher ist noch nicht alles wieder hundertprozentig in Ordnung, aber ich kenne jetzt all meine Schwachstellen und weiß zu reagieren, wenn es an dem ein oder anderen Ende zwickt. Ich bin ein mündiger Patient.

Ich lese viel, im Internet, in Büchern. Ich verschlinge die Infos geradezu, weil ich wissen möchte, was da in und mit mir pas-

Meine Checkliste

siert. Denn nur wenn man selbst versteht, wie der eigene Körper funktioniert, kann man dem Arzt Parolie bieten und ihn womöglich auf die richtige Fährte locken. Das macht zwar vielen Ärzten Angst, aber meine beiden vertrauten Experten finden das gut. Und ich bin ihnen sehr dankbar dafür.

Ich kann immer nur allen Hashimoto-Patienten, die unzufrieden sind mit ihrer Situation, raten: Suchen Sie sich auch solche Verbündete. Denn sonst kämpfen Sie ständig auf zwei Kriegsschauplätzen: gegen die Krankheit und deren Symptome und gegen die Ignoranz vieler Ärzte. Und irgendwann werden auch Ihre Freunde und Ihre Familie genervt und kopfschüttelnd reagieren. Denn wenn man es nicht selbst erlebt und am eigenen Leib spürt, kann man nicht nachvollziehen, was da in einem vorgeht. Das darf man seinem Umfeld aber nicht übel nehmen.

Ich war überrascht, wie viele Menschen Verständnis für mich und meine Situation hatten. Aber ich habe – und das versuche ich auch heute noch – nie von mir aus besonders viel über meine Beschwerden erzählt. Wenn jemand fragt, gebe ich gern Auskunft. Aber alles im Rahmen. Zu viel jammern ist in unserer Gesellschaft nicht gern gesehen. Das ist schade und traurig, es ist aber eben einfach so. Mit meinen Freundinnen oder meinem Mann spreche ich natürlich ganz offen. Aber darüber hinaus halte ich mich zurück.

Nur wenn es um mein Gewicht geht, das noch immer Achterbahn fährt, bin ich ehrlich. Denn insgeheim habe ich, seit das Auf und Ab der Kilos begann, unglaubliche Angst vor einem blöden Spruch, einer kränkenden Bemerkung oder einem Witz diesbezüglich. Natürlich ist das ein wunder Punkt! Wer gibt denn schon gern zu, dass er innerhalb von drei Wochen drei Kilo zugenommen hat. Und dass man definitiv nicht weiß warum, glaubt einem eh keiner.

Aber, wie gesagt, für alles gibt es eine Erklärung, einen Grund, eine Ursache, einen Auslöser. Ich bin mir sicher, Sie werden auf den folgenden Seiten ein paar Anregungen und Anhaltspunkte finden, um Ihre »unerklärlichen« Probleme zu lösen. Bitte geben Sie nicht auf! Ich weiß, das ist manchmal hart und erscheint oft unmöglich. Mir geht es da nicht anders. Aber Sie sind dieser Situation nicht hilflos ausgeliefert. Je mehr Sie über sich und Ihren Körper lernen und wissen, umso besser werden Sie verstehen, was da gerade mit Ihnen passiert. Und ich verspreche Ihnen, die Angst und die Verzweiflung werden mit der Zeit weniger.

Hormone, die heimlichen Herrscher

Hormone, das haben Sie schon gemerkt, haben eine unglaubliche Macht über unseren Körper. Sie machen uns jung, lebendig, fit, strahlend, schön, schlank, schlagfertig und gut gelaunt. Aber sie können uns auch übellaunig, aggressiv, faltig, dick, müde, kraftlos und schwabbelig werden lassen. Und: Sie hängen alle irgendwie zusammen!

Da wir Hashimoto-Patienten mit einem hormonproduzierenden Organ – der Schilddrüse – große Probleme haben, liegt es nahe, dass recht schnell das ganze System ins Wanken gerät. Das spüren Sie und ich als Betroffene – nur leider kommen recht wenig Ärzte auf die Idee, auch in den anderen Regelkreisen mal nachzuschauen: der Nebenniere, den Eierstöcken, der Hypophyse und so weiter!

Nicht zu Unrecht sind Hormonexperten die neuen Beautyhelden in Hollywood. Stars haben eben auch schon erkannt, dass es viel praktischer ist, die mächtigsten Stoffe im Körper im Optimum zu halten, als später die Folgen des Ungleichgewichts operativ zu entfernen. Sprich, wenn es heute möglich ist, mit einem optimalen Hormonstatus länger jung und gesund zu bleiben (und auszusehen) – warum nicht? Am nötigen Kleingeld mangelt es Sharon Stone und Co. ja nicht. Und die besten Experten auf dem Gebiet haben zumindest eine Dependance in Los Angeles und New York, wenn nicht gleich eine ganze Klinik. Diese Etablissements sind ständig ausgebucht, glauben Sie mir.

Aber um solch einen Firlefanz soll es hier nicht gehen. Wir sind ja schon dankbar, wenn alles in geregelten Bahnen läuft, normal eben. Und das ist gar nicht so einfach und schon gar nicht selbstverständlich bei einer Hashimoto-Erkrankung ...

Basis von allem

Die Hormone sind die Basis von allem, das erwähnte ich schon. Aber im Laufe meiner Hashimoto-Karriere und gerade in den letzten Monaten ist mir immer klarer geworden, dass sie oder besser ihr Zuviel und/oder Zuwenig der Auslöser für einen ganz großen Teil aller Beschwerden sind, die zumindest mich plagen. Und ich wage zu behaupten: So ist das bei den meisten anderen Hashimoto-Patienten auch.

Irgendwann kam ich an einen Punkt, da war alles durcheinander: das Cortisol extrem zu hoch, das Progesteron zu niedrig, vom Östrogen zu viel, die Schilddrüsenhormone nie in der Balance, das Wachstumshormon kaum vorhanden und Testosteron im unteren Drittel. Das haben mein Hausarzt und meine

Heilpraktikerin alles durch Blut- und Speicheltests herausgefunden und zusammengetragen. Das Problem war, dass jeder Arzt, der über die Jahre der Behandlung an mir »rumgedoktert« hat, nie das große Ganze im Blick hatte. Da wurde mal hier was verschrieben, mal da was substituiert. Aber dass jeder Eingriff in den Hormonhaushalt zig Auswirkungen an allen Ecken des Körpers hat, wurde leider und zu meinem Übel übersehen.

Ich will meinen Ärzten da gar keinen Vorwurf machen. Schließlich hätte ich ja auch mal was sagen können. Aber sobald einer mit einer neuen Idee um die Ecke kam (oder meine dankbar aufgriff), dachte ich, die Lösung wäre endlich gefunden. Stimmte natürlich nicht. An einem Montag im letzten Dezember keimte in mir der Wunsch, alles wegzulassen – die Tabletten, Pillchen, Cremes und Gels (natürlich nicht die Schilddrüsenhormone!). Ich hatte es so satt! Also verzichtete ich ein paar Tage darauf, nahm mir dafür meine Blutwerte zur Hand und ging jedes einzelne Hormon und die anderen Parameter durch und verglich ältere und aktuelle Werte. Dann ging ich in Gedanken Schritt für Schritt die letzten Monate rückwärts durch und überlegte mir, was ich wann geändert hatte, welche Mittel dazugekommen waren, welche ich abgesetzt hatte – und wie das alles mit der langfristigen Veränderung in Zusammenhang stehen könnte. Und so kam ich, nicht mein Arzt, durch stundenlange Detektivarbeit auf den Trichter (mehr dazu später).

Wenn Sie sich schon länger mit Hashimoto »rumschlagen« und mehrere Ärzte aller Couleur konsultiert haben, wird Ihnen diese Geschichte sicher irgendwie bekannt vorkommen. Irgendwann weiß man selbst nicht mehr, wie einem geschieht. Und die Hochs werden immer kürzer, während die schlechten Pha-

Meine Checkliste

sen nicht mehr zu enden scheinen. Aber ich kann Ihnen versprechen, es ist nie zu spät, sich richtig in das Thema reinzufuchsen – und einen Ausweg zu finden. Ganz im Gegenteil: Ich fand es wahnsinnig spannend zu verstehen, was da in meinem Körper so vor sich geht. Und wenn sich schon keiner richtig dafür zu interessieren scheint, dann wird Ihr Triumph umso größer, wenn Sie das Rätsel selbst gelöst haben. Und ganz von Null anfangen müssen Sie ja gar nicht. Mit meiner Checkliste in diesem Kapitel haben Sie zumindest die Grundlagen, das Basiswissen sozusagen. Und wenn Sie das verstanden haben, wird Ihnen das ein oder andere Licht aufgehen, versprochen!

Egal, ob Sie die Diagnose gerade erst bekommen haben oder schon länger dabei sind, ich rate Ihnen ganz dringend: Bestehen Sie darauf, wenn ein Arzt ein Symptom mit Hormonen behandelt, dass regelmäßig auch alle anderen Werte gecheckt werden. Sonst rasseln Sie sehenden Auges ins nächste Chaos – genau wie ich. Und je länger man am ganzen System herumfummelt, umso größer wird der Schaden und umso langwieriger der Weg zurück.

Hormone haben, wie gesagt, eine unglaubliche Kraft, Gutes in unserem Körper auszurichten. Aber genauso können sie uns auch ins Unglück stürzen. Weil sie einfach so einen großen Einfluss auf alle Organe, Gewebe und Systeme haben. Nichts bleibt unberührt. Und die Grenze zwischen himmelhoch jauchzend und zu Tode betrübt ist nur minimal. Sie müssen sie selbst herausfinden. Denn genau wie bei den Schilddrüsenhormonen, ist Ihr Gefühl bei Progesteron, Östrogen, Testosteron, DHEA und Co. aussagekräftiger als jeder Bluttest. Sagen Sie rechtzeitig Stopp oder hauen Sie auch mal auf den Tisch, wenn der Arzt

Ihnen nicht zuhören möchte. Recherchieren Sie im Internet, in Büchern – und geben Sie sich nicht mit der Aussage zufrieden, alles sei innerhalb der Referenzwerte! (Wie ich diesen Satz hasse!) Denn auch damit kann man sich richtig mies fühlen. Geben Sie sich nicht zufrieden, bis es Ihnen gut geht. Und das wird es erst, wenn es Ihre Hormone zulassen, wenn die alle in Balance sind. Vergessen Sie für einen Moment Ernährung, Nahrungsergänzungsmittel, Sport und so weiter. Hormone regieren Ihren Körper! Glauben Sie mir, das ist der Schlüssel, einer zumindest, und zwar ein sehr wichtiger in diesem Puzzle und auf dem Weg zu einem schönen und angenehmen Leben mit Hashimoto.

Mein Weg durch die Hormon-Krise

Anhand meines Hormon-Durcheinanders möchte ich Ihnen zeigen, was ich mit diesem Aufruf zur Vorsicht meine. Und ich möchte, dass Sie am besten solch eine Misere vermeiden. Denn das ist ganz bestimmt kein Spaziergang – weder für Ihren Körper, noch für Ihre Psyche, glauben Sie mir!

Ich begann im Februar 2011 mit der Einnahme der Schilddrüsenhormone, und schraubte die Dosis – bitte nicht nachmachen! – immer höher. Ich spürte kaum Überfunktionssymptome, und überhaupt hatte sich nach der Diagnose nicht alles zum Guten gewandt. Das hatte ich gehofft, und so steht es ja auch in vielen Büchern und im Internet (kennen Sie, oder?). Teilweise waren meine fT3-Blutwerte so hoch, dass ein Heilpraktiker mir sogar androhte, ich würde mich damit umbringen! Allerdings konnte er mir auch nicht sagen, warum es mir dann prinzipiell nicht gut ging. Alle Mediziner verlangten immer nur, dass ich die Dosis verringern sollte. Das tat ich ein paar Mal – und landete immer im Tal der Tränen, sprich: mein Gesamtzustand wurde noch

Meine Checkliste

schlechter. Ich wurde immer müder, bekam Seh- und Schlafstörungen, Verdauungsprobleme und und und.

Erst ein Jahr später, kurz vor Ostern 2012, fielen mir Progesteron-Globuli in die Hand, die mir ein Arzt vor Jahren mal verschrieben hatte. Ich hatte sie nach ein paar Tagen wieder abgesetzt, weil sich damals keine Wirkung gezeigt hatte. Nun stand das kleine Gläschen mit den vielen weißen Kügelchen wieder vor mir. Ich hatte keine Ahnung, dass es der Schlüssel zur großen Erkenntnis – und zu den schlimmsten Tiefschlägen – sein würde. Ich nahm die Globuli ein paar Tage lang, immer wenn ich daran dachte, zehn, zwölf Stück auf einmal. Und es passierte endlich etwas! Ich spürte, wie die Schilddrüsenhormone zu wirken begannen: Ich bekam Herzrasen, Schweißattacken, Durchfall, das gestaute Wasser in meinen Beinen lief nur so aus mir heraus. Verrückt! Ich war plötzlich wach, gut gelaunt und nahm Gewicht ab. Und das ohne sportliche Anstrengung oder eine besondere Diät. Ich aß und bewegte mich wie immer. Endlich konnte ich mit meinen L-Thyroxin- und Thybon-Dosen runtergehen.

In diesen Tagen telefonierte ich mit einer guten Bekannten, einer Heilpraktikerin. Die Wirkung der Progesteron-Kügelchen hatte leider wieder nachgelassen, aber sie nahm das zum Anlass, meine Werte zu checken: Und tatsächlich! Der Progesteronwert war viel zu niedrig, das Östrogen dafür viel zu hoch. Sie verschrieb mir eine bioidentische Progesteronsalbe, zuerst mit 1 Prozent, später mit 10 Prozent. Trotzdem wurde mein Zustand wieder schlechter – ich fühlte mich sogar noch mieser als zuvor. Nach einem Speicheltest, mit dessen Hilfe ein Tagesprofil für Cortisol, DHEA, Adrenalin und Noradrenalin erstellt wurde, lag die Ursache auf der Hand: Meine Nebenniere war geschwächt, produzierte viel zu wenig DHEA und Cortisol, das Fluchthormon, das uns morgens in die Puschen kommen lässt. Die Kurve in meinem Tagesprofil kam am Morgen kaum ans Minimum heran und fiel gegen Mittag ins Bodenlose. Kein Wunder, dass ich mich so antriebslos fühlte. Und das Schlimmste: Ich hatte der Nebenniere mit meinem Globuli-Experiment selbst den Todesstoß versetzt! Über die letzten Jahre hatte sich das Organ total verausgabt. Durch den ständigen Stress, den ich mir selbst machte und den mein Körper durch die Unterfunktion und seine Folgen hatte, war der Cortisolspiegel immer mehr gestiegen. Irgendwann war die Nebenniere erschöpft – und produzierte immer weniger Hormone. Dann kam ich mit den Globuli daher. Eierstöcke und Nebenniere, die beide Progesteron produzieren, bekamen die Information, die Produktion zu verstärken. Und das war zu viel für meine Nebenniere.

Da die homöopathischen Tropfen, die ich gegen die Nebennierenschwäche verschrieben bekam, nicht schnell genug wirkten, schaute ich mich nach anderen Möglichkeiten um, dem Organ wieder auf die Sprünge zu helfen. Ich stieß auf das Buch *Grundlos erschöpft?* von dem amerikanischen Arzt und Nebennieren-Spezialisten Dr. James Wilson. Auf 475 Seiten beschreibt er darin alles rund um das Phänomen Stress und wie der Körper darauf reagiert. Ich folgte seinen Ratschlägen, nahm jeden Morgen DHEA-Kapseln, ließ den Kaffee weg und stieg auf ein paar wenige Tassen grünen Tee pro Tag um. Ich ging so oft wie möglich um 22 Uhr ins Bett und bestellte mir im Internet Tabletten aus Kälbernebennieren.

Und innerhalb von ein paar wenigen Wochen spürte ich eine erstaunliche Verbesserung. Ich fühlte mich fitter, kraftvoller, unternehmungslustiger. Ich schlief besser und wachte ausgeruhter auf. Alles schien sich zu normalisieren. Ich stieg langsam wieder auf Kaffee um und ging wieder später ins Bett. Die Kälbernebennierentabletten nahm ich weiterhin. Aber so richtig ideal war mein Zustand immer noch nicht. Ich ging wieder hoch mit der Schilddrüsenhormondosis.

Als würde die Wippe jetzt in die andere Richtung kippen, fühlte ich mich mit der Zeit wie der sprichwörtliche Tiger im Käfig. Als ob mein Körper permanent auf Hochtouren lief. Ich ließ Cortisol und DHEA wieder testen: Und diesmal war die Kurve weit über der Ideallinie. Sprich: Meine Nebenniere arbeitete wie verrückt. Und ich stand unter Dauerstress. Ich spürte es vor allem nachts: Ich schlief wieder schlecht ein und war am Morgen alles andere als erholt. Und: Ich nahm wieder ordentlich an Gewicht zu. Wenn ich abends Sport machte, lange am Computer saß oder auch einfach nur die Wohnung aufräumte, hatte ich am nächsten Tag ein Kilo mehr auf der Waage. Der Körper hielt alles Wasser fest und stellte die Verdauung ein.

Am heftigsten bekam ich das am Heiligen Abend 2012 zu spüren: Die Post hatte es nicht geschafft, die Weihnachtsgeschenke für meinen Mann bis zum 24. Dezember zu liefern. Ich wartete angespannt auf dem Balkon auf den Päckchen-Mann. Er hatte natürlich nichts für mich dabei! Dann gab es noch eine berufliche Hiobsbotschaft, ein Schock. Ich fing an, wild herumzutelefonieren. Ich schrieb zig Mails und machte mir große Sorgen. Unter der Dusche machte ich eine ungeschickte Bewegung und zerrte mir dabei so blöd den Nacken, dass ich mich kaum mehr drehen konnte und mir für die nächsten drei Tage nur noch übel und schwindelig war. Ich bekam eine hübsche hautfarbene Halskrause verpasst und ein paar bunte Tapes auf den Rücken geklebt, dazu Schmerz- und Muskelentspannungsmittelchen verschrieben. Ein paar Tage später wurde tatsächlich ein Bandscheibenvorfall diagnostiziert. Und das alles wegen einer dummen Bewegung! Oder eigentlich: Alles nur wegen des blöden und eigentlich total unnötigen Ärgers und des daraus resultierenden Stress'!

Ich fühlte mich den ganzen Heilig Abend wie eine aufgezogene Spieluhr. Am nächsten Morgen hatte ich 1,6 Kilo mehr auf der Waage, meine Verdauung streikte und ich kam mir vor wie eine Wasserbombe. Da war mir klar, was dieser Stresszustand mit meinem Körper anstellt, wenn ich nicht bald etwas änderte.

Und ich habe etwas geändert: Ich habe angefangen zu meditieren. Ich klappe spätestens um 20 Uhr den Laptop zu und gehe vormittags zum Sport. Wenn ich früh ins Bett gehe, das Licht dimme, das Fernsehgerät am besten ganz ausstelle und zur Ruhe komme, schlage ich dem Stress ein Schnippchen und fühle mich am nächsten Tag super. Aber natürlich krieg ich das auch nicht immer hin.

Außerdem habe ich rausbekommen, dass ich unter einer Histaminintoleranz leide. Seit ich mich möglichst histaminarm ernähre (siehe unten) und entsprechende Enzym-Tabletten schlucke, kann mein Körper langsam zur Ruhe kommen. Ein weiterer Stresspunkt, den ich versuche zu vermeiden.

Die Kälbernebennierentabletten habe ich abgesetzt, genau wie die DHEA-Kapseln. Der Wert war über dem Optimum. Das ist an sich nicht schlimm. Aber da der Körper DHEA unter anderem auch in Östrogen umwandelt – und davon habe ich noch immer zu viel – lasse ich es lieber weg.

Die Schilddrüsenhormon-Tablettendosis konnte ich so weit senken, dass meine Werte (fT3 und fT4) zum allerersten Mal im Referenzbereich sind. Und es geht mir gut damit! Das ist das Wichtigste. Seit die Schmerzen an meinem Nacken nachlassen, spüre ich, wie mein Körper loslässt.

Das Dreieck Darm-Schilddrüse-Wirbelsäule war in meinem Fall der Ausschlag, der meinen Körper in Daueralarm-Bereitschaft versetzt hat. Erst nachdem ich alle diese Feuerstellen gelöscht habe, begann das Stresslevel langsam, aber kontinuierlich zu sinken. Und heute kann ich sagen: Ich fühle mich wieder wohl. Zum ersten Mal seit langer Zeit!

Die Details meiner Checkliste

Denken Sie mal nach! Kennen Sie solche oder ähnliche Situationen? Oder klingelt es an der ein oder anderen Stelle meiner Beschreibung? Ihre Erfahrungen müssen nicht hundertprozentig die gleichen sein, aber die meisten Betroffenen, mit denen ich in der letzten Zeit gesprochen habe, können solche oder ähnliche Geschichten erzählen.

Das Wichtigste ist, dass Sie den Überblick behalten bei allen Therapien, Anwendungen und Medikamenten, die Ihnen verschrieben und mit Ihnen angestellt werden. Lassen Sie sich alle Blutwerte oder anderen Untersuchungsergebnisse mit nach Hause geben. Legen Sie einen Ordner an. Schauen Sie immer wieder in die Papiere rein, vergleichen Sie alte und neue Werte. Und sprechen Sie Ihren Arzt darauf an, wenn Ihnen etwas auffällt. Das kann der entscheidende Hinweis sein.

Im Folgenden nun meine Checkliste mit all den Punkten, auf die man immer wieder achten sollte.

Nebennieren und Cortisol

Die Ausschüttung der Nebennieren- und Schilddrüsenhormone erfolgt in beiden Fällen über Hypophyse und Hypothalamus. Diese Regelkreise laufen nebeneinander, aber nicht ganz unabhängig voneinander. Eigentlich dürfte man niemandem Schilddrüsenhormone verschreiben, bevor man nicht den Zustand der Nebenniere gecheckt hat. In den USA ist das in vielen Fällen schon Standard. Sie werden gleich sehen, warum ...

Die beiden Nebennieren sitzen beim Menschen am oberen Ende der Nieren und sind etwa vier Zentimeter lang und zwei Zentimeter breit. Sie unterliegen dem hormonellen Regelkreislauf und dem vegetativen Nervensystem (Stichwort Stress!) und bestehen aus dem inneren Nebennierenmark und der äußeren Nebennierenrinde.

Das Nebennierenmark produziert die Hormone Adrenalin und Noradrenalin. In Gefahren- oder Stresssituationen wird Adrenalin aus dem Nebennierenmark in die Blutbahn abgegeben. Dadurch erhöht sich der Herzschlag, die Blutgefäße der Haut und der Eingeweide verengen sich. Das Blut steht der arbeitenden Muskulatur zur Verfügung und der Blutdruck steigt an. Gleichzeitig wird der in Leber und Muskeln gespeicherte Zucker zu Einfachzucker abgebaut, damit der Körper mehr Energie zur Verfügung hat.

Meine Checkliste

Die Nebennierenrinde produziert drei Arten von Steroidhormonen mit unterschiedlichen Funktionen: Einerseits das Hormon Aldosteron, das die Salzausscheidung über die Nieren reduziert und damit den Wassergehalt des Körpers erhöht. Zweitens Androgene, vor allem DHEA, aber auch Progesteron und Testosteron. Und drittens Cortisol, unser Flucht- und Stresshormon. Ohne Cortisol könnten wir nicht leben. Ein Zuviel oder ein Zuwenig aber bringt unseren ganzen Körper durcheinander. Und die Balance zu finden, ist gar nicht so einfach, gerade weil Nebenniere und Schilddrüse so eng zusammenhängen.

Die Natur hat den Cortisolstoffwechsel perfekt eingerichtet – für unsere Vorfahren, die vor wilden Tieren oder bösen Feinden flüchten mussten. Eine kurzfristige Stressphase. Und danach war genügend Zeit zum Entspannen und Runterkommen. Das ist bei unserem heutigen Dauerstress, ausgelöst durch Überbelastung in Job, Familie und Hashimoto(!), nicht mehr möglich. Der Cortisolspiegel bleibt bei vielen dauerhaft zu hoch.

Und das hat zur Folge, dass der Blutdruck steigt, was zu einem erhöhten Herzinfarkt- und Schlaganfallrisiko führt. Die Neubildung weißer Blutzellen (Leukozyten und Lymphozyten) wird gehemmt und damit die Immunabwehr unterdrückt. Das führt auch zu einer verschlechterten Wundheilung. Die Bildung von Geschlechtshormonen wird verringert, daraus folgen sexuelle Unlust und gegebenenfalls auch Unfruchtbarkeit. Cortisol hemmt den Eintritt von Glukose in die Zellen, dies führt zur Steigerung der Insulinausschüttung, und das wiederum fördert die Entwicklung des metabolischen Syndroms (Insulinresistenz) und schließlich von Diabetes Typ 2. Durch die Insulinresistenz, durch einen vermehrten Muskelabbau und die vermehrt freigesetzten Fettsäuren steigt unweigerlich auch das Gewicht an. Das ist vor allem am Bauch, im Nacken und bei vielen auch an einem runden Gesicht zu erkennen. Die Arme und Beine hingegen wirken extrem dünn. Hinzu kommen eine verstärkte Wassereinlagerung im Gewebe und Verdauungsstörungen, sprich Verstopfung. Das Risiko für Osteoporose steigt. Sehnen, Bänder, Bandscheiben und Gelenkknorpel werden geschädigt, das Bindegewebe geschwächt. Das alles führt zu einer beschleunigten Alterung und Faltenbildung der Haut. Heute weiß man, dass auch Gehirn, Nervensystem und Herz auf Dauer von zu viel Cortisol geschädigt werden. Parallel sinkt das DHEA-Level im Körper, und dadurch auch die Testosteronmenge (Folgen siehe weiter unten unter »Testosteron«).

Für Hashimoto-Betroffene besonders interessant ist der Zusammenhang zwischen Cortisol und Schilddrüsenhormonen: Wenn zu wenig Schilddrüsenhormone im Körper vorhanden sind, werden die Nebennieren angeregt, mehr Cortisol zu bilden. Eine Unterfunktion sorgt also auch für einen erhöhten Cortisolspiegel und seine Folgen. Deshalb ist es unbedingt nötig, eine Unterfunktion zu beheben! Bei der Einnahme von Schilddrüsenhormonen braucht der Körper mehr Cortisol, um den aktiveren Stoffwechsel abzufangen. Zu viel Cortisol wiederum senkt den TSH-Wert künstlich und behindert die Umwandlung von T4 in T3. Das erklärt den für Ärzte oft alarmierend niedrigen TSH-Wert verbunden mit einem schlechten Wohlbefinden, so meine Erfahrung.

Die Nebennieren sind keine Marathonläufer. Irgendwann erschöpfen sie, der Cortisol- und DHEA-Spiegel (mehr dazu im Kapitel 7) fallen rapide ab. Man wird müde, antriebslos, verwirrt,

Meine Checkliste

leicht unterzuckert, zittrig und hat das Gefühl, dem Leben nicht mehr gewachsen zu sein.

Die meisten Schulmediziner erkennen die Diagnose Nebennierenschwäche, oder wie es im Englischen genannt wird »Adrenal Fatigue«, nicht an. Mir sagte eine junge Ärztin in einem Krankenhaus, dass es nur einen Totalausfall der Nebenniere gäbe. Eine Schwächung und vor allem die daraus resultierenden Beschwerden – die ich am eigenen Leib erfahren habe – stünden in keinem Lehrbuch. Das oben erwähnte Buch von Dr. James Wilson spricht da zum Glück eine ganz andere Sprache!

Auch bei der Diagnose eines zu hohen Cortisolwertes (Hypercortisolismus) und der Ursachen tun sich viele Ärzte schwer. Man muss nicht unter Morbus Cushing leiden – so heißt die zum Beispiel durch Tumore der Nebenniere, der Hypophyse oder des Hypothalamus ausgelöste Krankheit –, um einen dauerhaft erhöhten Cortisolspiegel zu haben. Die permanent entzündete Schilddrüse und die damit verbundenen Schmerzen, Sorgen, Ängste, Ungewissheiten und Unregelmäßigkeiten sind genug Stress für den Körper, um seinen Fluchtmechanismus einzuschalten. Nur leider kann man vor Hashimoto nicht wegrennen. Lässt man der Natur einfach seinen Lauf, folgt auf jeden Hypercortisolismus wieder eine Nebennierenschwäche. Man muss schnellstmöglich aus diesem Teufelskreis ausbrechen. Denn Stress macht alt und krank, das wissen wir ja jetzt.

Bei dieser Aufgabe können Sie wahrscheinlich nicht auf die Unterstützung Ihres Arztes zählen. Zumindest nicht ausschließlich! Sie müssen selbst herausfinden, wie Sie am besten entspannen können und was Sie am schnellsten aus dem Hamsterrad zwischen Hashimoto und Alltag befreit.

Meiner Erfahrung nach bringt einen ein gesunder, erholsamer und tiefer Schlaf in diesem Zusammenhang definitiv weiter. Um den zu erreichen, müssen Sie eventuell zuerst Ihre anderen Sexualhormone in Balance bringen (siehe die weiteren Punkte meiner Liste). Direkte Entspannungsmethoden gibt es viele: Yoga, Meditation, Autogenes Training oder einfach nur ein Spaziergang. Suchen Sie sich Ihren Favoriten heraus. Ganz wichtig auf meinem Weg zu einem stressfreieren Leben war es, meinen Körper von der Belastung durch Allergien, Entzündungen und Infektionen zu befreien. Denn das stresst ihn – und mich! Ich versuche, mich gesund zu ernähren und genügend stilles Wasser zu trinken. Ich lasse die Finger von großen Mengen Kaffee, Cola (auch light) und Energydrinks. Das pusht nur kurzfristig, aber raubt mir auf Dauer den letzten Rest Kraft. Ich bin mir sicher, wenn Sie mal tief in sich hineinhören, wissen Sie auch ganz genau, was Ihnen guttut.

Ich weiß aber auch, dass das alles leicht dahingesagt ist, wenn man Kinder, einen Job, eine Partnerschaft, Familie, Freunde und andere Verpflichtungen unter einen Hut bringen muss. Aber es ist Ihr Körper, Ihr Leben. Nur wenn Sie die bewusste Entscheidung treffen, etwas für sich zu tun, sich regelmäßig etwas Zeit für sich zu nehmen und sie gut zu nutzen, nur dann kann es Ihnen besser gehen. Und davon profitiert auch Ihre Umwelt. Ihre Kinder oder Ihr Mann möchten doch auch nur, dass es Ihnen gutgeht, da bin ich mir sicher. Probieren Sie es aus, ein bisschen ruhiger zu werden. Für sich und Ihre Familie!

Progesteronmangel und Östrogendominanz

Die meisten Frauen, die schon in jungen Jahren die Pille verschrieben bekommen haben, leiden irgendwann in ihrem Leben unter einer Östrogendominanz und in der Folge unter einem Progesteronmangel. Als ich 14 Jahre alt war, empfahl mir meine Frauenärztin, die Antibabypille zu nehmen, weil ich Pickel hatte. Heute, nachdem ich das Buch *Die Hormonrevolution* von Dr. Michael Platt gelesen habe, weiß ich, dass das totaler Blödsinn war – und der Beginn eines Teufelskreises. Schon damals hatte ich ein Zuviel an Östrogen und zu wenig Progesteron. Das setzte sich über die Jahre so fort. Und durch das Hormon-Durcheinander, das dank Hashimoto in meinem Körper herrscht, wurde dieses Missverhältnis natürlich nicht besser.

==Progesteron wird in den Eierstöcken und zum Teil auch in den Nebennieren gebildet. Es ist das Wohlfühlhormon für Frauen, sorgt für einen besseren, tieferen Schlaf, Heiterkeit und inne==ren Frieden, hilft bei der Gewichtsabnahme und schwemmt das überflüssige Wasser aus dem Körper. Zudem ist es wichtig für die Stabilität der Knochen und steigert die Kollagenbildung, wirkt damit Falten und Cellulite entgegen.

Mögliche Folgen eines Progesteronmangels

- Stimmungsschwankungen, Konzentrationsschwäche, Nervosität
- Depressionen, Angstattacken
- unregelmäßiger Menstruationszyklus
- vermehrte Wassereinlagerung

- Gewichtsprobleme
- Hautprobleme
- Schlafstörungen
- Verstärkung der Cortisolwirkung, erhöhter Stress (siehe oben unter Nebennieren)
- vorwiegende Einlagerung von Fettgewebe im Bauchbereich
- erhöhtes Risiko für Östrogendominanz
- Hitzewallungen
- ständige Müdigkeit
- Schleimhaut- und Hauttrockenheit
- Haarausfall
- erhöhtes Osteoporose-Risiko
- erhöhtes Brust- und Gebärmutterkrebsrisiko

Dr. Michael Platt beschreibt in seinem Buch, dass man mit Progesteron unter anderem sogar Migräne, ADHS und Fibromyalgie (chronische Muskelschmerzen) positiv behandeln kann.

Progesteron und Östrogen haben auch Auswirkungen auf die Schilddrüse: Durch ein Zuviel an Östrogenen wird die Anzahl der Bindungseiweiße erhöht, wodurch die Schilddrüsenhormone stärker gebunden und weniger in den Organen freigesetzt werden. Progesteron hingegen verstärkt die Wirkung der Schilddrüsenhormone. Das muss man wissen, wenn man mit einer Therapie beginnt, damit man rechtzeitig die Dosierung runterfahren kann und nicht von einer plötzlichen Überfunktion überrascht wird, so wie ich damals.

Meine Checkliste

Progesteron- und Östrogenwerte werden im Blut gemessen. Unabhängig vom Zyklusstadium (aber vor den Wechseljahren) sollte bei Frauen der Progesteronwert immer hundertmal höher sein als der Östrogenwert. Das Verhältnis Östrogen-Progesteron muss also 1:100 sein. Diese Berechnung kennen viele Ärzte nicht und halten sich einfach nur an die Referenzwerte, die in diesem Fall wenig aussagekräftig sind. Meine Heilpraktikerin hat mir diesen »Trick« verraten. Deshalb kann ich meine Blutwerte in diesem Fall selbst »lesen«.

Ich habe gegen meinen Progesteronmangel eine bioidentische Hormoncreme verschrieben bekommen (Quelle siehe S. 165). So umgehe ich Leber und Darm, und der Wirkstoff landet über die dünne Haut an den Arminnenseiten direkt im Blut. Es gibt die Creme in unterschiedlichen Stärken: 1, 3 und 10 Prozent. Welche bei einem selbst am besten wirkt, muss man ausprobieren. Ich habe erst bei 10 Prozent eine wirkliche Veränderung gespürt. Aber tasten Sie sich besser langsam von der kleinsten Dosierung heran. Der Körper profitiert auf jeden Fall, nur wie schnell Sie eine Besserung spüren, das hängt von der Stärke der Creme ab, so zumindest meine Erfahrung. Besprechen Sie sich dazu am besten auch mit einem Heilpraktiker.

Eine Östrogendominanz kann auch ein Zeichen für eine gestörte Darmflora sein. Damit hab' ich leider immer wieder zu kämpfen. Funktioniert die Verdauung nicht richtig, kann der Körper die überschüssigen Östrogene nicht aus dem Körper schleusen, sie bleiben als aktive Giftstoffe zurück und erhöhen unter anderem das Risiko für Brust- und Gebärmutterhalskrebs.

Testosteron

Bei dem Begriff Testosteron müssen Sie, liebe Damen, nicht erschrecken. Natürlich handelt es sich bei Testosteron um das männliche Geschlechtshormon Nummer eins (*Testis* aus dem Lateinischen heißt »Hoden«). Aber auch Frauen produzieren vor allem in den Eierstöcken dieses Androgen (*Andro* aus dem Griechischen heißt »Mann«, *gen* bedeutet »etwas hervorbringend«). Sinkt der Testosteronspiegel ab, spürt man das auch als weibliches Wesen deutlich: Die Libido lässt nach, man wird unkonzentriert und antriebslos, das Energielevel sinkt, genauso wie das Wohlbefinden. Manche Frauen bekommen Depressionen. Die Hautalterung schreitet schneller voran, tiefe Falten graben sich in die Haut, die immer trockener wird. Die Neigung zu Orangenhaut (Cellulite) steigt. Und vor allem das Abnehmen wird immer schwieriger. Das Körperfett verteilt sich vor allem rund um den Bauch, Sport und Diäten sind da wirkungslos. Vereinfacht kann man sagen, dass Testosteron die Fettzellen öffnet und so einen Abbau erst möglich macht.

Bei mir wurde in den letzten Jahren, vor allem in Zeiten großer Stressbelastung, ein Testosteronmangel diagnostiziert. Dagegen verschreibt mir mein Arzt ein Testosterongel, das ich abends in kleinen Mengen auf den Bauch oder die Oberschenkel auftrage. So steigt der Wert langsam. Im Blut kann man sehen, ob und wann das perfekte Level gefunden wurde.

Und das ist wirklich anzustreben, denn Testosteron stärkt die Knochenmasse (Stichwort Osteoporose!), erhöht das Muskelgewebe und reduziert die Körperfettproduktion. Dauerstress kann für einen zu niedrigen Testosteronwert verantwortlich sein. Aber auch in den Wechseljahren sinkt das Level automatisch ab, da die

Eierstöcke ihre Arbeit so gut wie einstellen. Dort wird nicht nur Östrogen produziert, sondern eben auch Testosteron. Und beides fehlt nach dem Klimakterium.

Manche Frauen leiden auch unter einem Zuviel an Testosteron, was wiederum zu Haarausfall, Akne und einer vermehrten Körperbehaarung führen kann. Wenn die Ursache der Einsatz von Testosteroncremes oder Ähnlichem ist, genügt es, einfach die Dosis zu verringern oder das Mittel ganz abzusetzen. Auf jeden Fall sollte ein Arzt den Wert immer im Blick haben. Dabei ist es wichtig, das freie Testosteron im Blut zu messen. Nur das ist wirklich aussagekräftig, im Gegensatz zu den Werten des gebundenen Testosterons.

Diabetes/Insulinresistenz

Jugendliche, die unter Typ-1-Diabetes leiden, entwickeln relativ häufig nach einigen Jahren auch eine autoimmune Schilddrüsenerkrankung, also Hashimoto Thyreoiditis oder Morbus Basedow. Bei etwa 10 bis 15 Prozent handelt es sich um eine behandlungsbedürftige Autoimmun-Thyreoiditis. Besonders Frauen, die im Kindesalter an Diabetes erkrankten, sind betroffen.

Leidet man schon unter einer Schilddrüsenunterfunktion, verlangsamt sich die Reaktion der Bauchspeicheldrüse auf erhöhte Blutzuckerwerte. Insulin wird zu spät ausgeschüttet. So gelangt die Glukose erst mit Verzögerung in die Zellen, um dort Energie bereitzustellen. Deshalb leiden viele Hashimoto-Patienten unter ständigen Unterzuckerungs-Symptomen. Die wiederum veranlassen das Gehirn, der Nebenniere den Auftrag zu erteilen, den Blutzucker steigen zu lassen. Ein wahrer und gefährlicher Teufelskreis. Menschen, die in diesem verhängnisvollen Kreislauf stecken, bekommen irgendwann eine Insulinresistenz. Mir ist das auch passiert. Zu Anfang konnte ich die Symptome gar nicht zuordnen, bis ein Bluttest Aufschluss brachte.

Hierbei ist zwar die Menge an körpereigenem Insulin normal, nur die Zellen reagieren auf das Hormon nicht mehr entsprechend. Vor allem die Muskulatur, die Leber und das Fettgewebe sind weniger empfindlich gegenüber dem Hormon. Der Körper versucht dies durch eine erhöhte Insulinproduktion auszugleichen. Unbehandelt kann eine Insulinresistenz durch Überlastung der Bauchspeicheldrüse zu einem Diabetes Typ 2 führen. Die Insulinresistenz ist keine eigene Autoimmunerkrankung und rückbildungsfähig. Zur Sicherung der Diagnose sollten ein Blutzuckerbelastungstest und eine Insulinbestimmung erfolgen. Ich nehme heute Tabletten, die das Insulin praktisch leichter in die Zellen schleusen. Und ich habe meine Ernährung umgestellt: Auf keinen Fall darf das Frühstück ausgelassen werden. Süße und stärkehaltige Snacks vermeide ich. Außerdem sollte man seine Kohlenhydrat-Grenze kennen: Wird man nach einer Mahlzeit müde oder bekommt Heißhunger auf etwas Süßes, hat man zu viele Kohlenhydrate gegessen. Das ist mir schon lange nicht mehr passiert.

Bauchspeicheldrüse und Galle

In den einschlägigen Foren berichten immer wieder Hashimoto-Betroffene, dass sie auch unter Bauchspeicheldrüsenentzündungen und Gallenkoliken leiden. Die Bauchspeicheldrüse (Pankreas) ist Teil der körpereigenen Kette aus hormonproduzierenden Drüsen (Insulin, Glucagon und Verdauungsenzyme). Mit dem Zuckerstoffwechsel und der Verdauung haben viele Hashimoto-Betroffene große Probleme. Wenn man immer wieder un-

Meine Checkliste

ter Dünndarmfehlbesiedlungen und Nahrungsmittelallergien leidet, sollte man unbedingt auch mal seine Bauchspeicheldrüse checken lassen. Ich hatte im letzten Sommer eine Bauchspeicheldrüsenentzündung. Fast hätte meine Heilpraktikerin mich in die Klinik eingewiesen. Aber mit einer Spritzenkur mit homöopathischen Heilmitteln haben wir das zum Glück noch in den Griff bekommen!

Ein anderer wichtiger Faktor der Verdauung im menschlichen Körper ist die Gallenblase. Hier wird die von der Leber produzierte Gallenflüssigkeit (zur Verdauung von Fetten im Darm) gespeichert und eingedickt. In den Gängen der Gallenblase können sich Steine festsetzen oder auf Wanderschaft Richtung Darm bewegen. Dies erzeugt unglaubliche Schmerzen im Oberbauch und nennt sich Gallenkolik.

Bei uns Hashimoto-Patienten ist die Abgabe der Gallenflüssigkeit aus der Galle durch die Unterfunktion der Schilddrüse verlangsamt. Dadurch wird die Leber in ihrer Funktion behindert, den Körper von Giften, Hormonüberresten und anderen Abfallstoffen zu befreien. Das wiederum beeinflusst den ganzen Stoffwechsel negativ. Und da in der Leber zudem ein Großteil des stoffwechselinaktiven Schilddrüsenhormons T4 in das stoffwechselaktive T3 umgewandelt wird, hat eine Beeinträchtigung dieses Entgiftungsorgans dramatische Auswirkungen für uns Hashimoto-Betroffene.

Da ich immer wieder unter Problemen mit dem Darm leide (siehe Darm-Fehlbesiedlung) und meine Mutter früher oft unter Gallenkoliken litt (bevor ihr die Gallenblase operativ entfernt wurde), mache ich ein paar Mal im Jahr die Leberreinigung mit Grapefruitsaft und Olivenöl. Dabei wird die Galle angeregt, Steine und Gries auszuspucken – und zwar absolut schmerzlos. Die Anleitung gibt es im Internet und sehr ausführlich im Buch *Die wundersame Leber- und Gallenreinigung* von Andreas Moritz. Zuerst werden Sie diese Methode noch seltsam finden. Aber hat man ein paar Leberreinigungen hinter sich, weiß man die grandiose Wirkung auf das Wohlbefinden, die Fitness, die Gesundheit und eine strahlende Haut zu schätzen. Probieren Sie es ruhig mal aus. Es lohnt sich, auch wenn es ein Abenteuer ist. Aber ich bin jedes Mal wieder begeistert.

Vitamin D

Hashimoto-Patienten (aber nicht nur sie) leiden oft an einem Vitamin-D3-Mangel. Vitamin D3 zeigt gute hormonregulierende, immunstärkende und antiinflammatorische, also antientzündliche Effekte. Je weniger Vitamin D, desto höher die Krebsrate und der Blutdruck, desto mehr Herzinfarkte und Diabetes-Erkrankte, Muskelschwäche und Depressionen. Das Problem: Der Körper kann das Vitamin eigentlich selbst herstellen. Nur, dafür braucht er Sonnenlicht. Davon gibt es in unseren Breiten viel weniger als in der Wiege der Menschen, in Afrika. Und: Wir gehen einfach zu wenig raus!

Außerdem haben Studien ergeben, dass 90 Prozent der Menschen mit Autoimmunerkrankungen der Schilddrüse einen genetischen Defekt haben, der die Fähigkeit ihres Körpers, Vitamin D zu bilden, negativ beeinflusst.

Nachdem ich zwei Jahre lang pro Woche eine Vitamin-D3-Tablette mit 20.000 i.E. eingenommen hatte, lobte mich meine Heilpraktikerin: »Du bist die erste Patientin, die ich hier habe, deren Vitamin-D-Wert im oberen Drittel liegt!«

Also, lassen Sie Ihren Wert beim nächsten Blutcheck unbedingt mit testen!

Nahrungsmittelunverträglichkeiten

Mein Arzt stellte lange vor der Diagnose Hashimoto plötzlich aufgetauchte Nahrungsmittelunverträglichkeiten fest: Ich reagierte auf Eier, Soja, Cashewnüsse, Kuh- und Schafmilchprodukte und auf Ananas. Das machte die Ernährung nicht unbedingt einfacher. Aber nachdem ich all das konsequent über ein Jahr weggelassen hatte, ging es mir besser. Ich darf davon immer noch nicht zu viel zu mir nehmen – mit Eiern habe ich es tatsächlich gerade wieder übertrieben. Aber in kleinen Mengen vertrage ich diese Lebensmittel wieder ganz gut.

Andere Hashimoto-Betroffene bekommen plötzlich eine Glutenunverträglichkeit oder vertragen Lactose (Milchzucker) nicht mehr. Die Symptome reichen von Durchfall über Herzrasen bis hin zu Ausschlägen, Magenschmerzen und so weiter.

Der amerikanische Schilddrüsenspezialist Dr. Datis Kharrazian rät all seinen Hashimoto-Patienten, für mindestens zwei, besser drei Wochen, Gluten (in Gerste, Roggen, Dinkel, Weizen, Hafer), alle Milchprodukte (einschließlich Butter und Sahne), Eier, Mais, Soja-(Produkte) und Hefe zu meiden. Geht es Ihnen nach diesem Test besser, ist der Verdacht klar. Streichen Sie nun die Produkte einfach einzeln für ein paar Tage aus Ihrem Speiseplan und testen Sie so, woran Sie sind.

Natürlich kann man auch einen Test beim Arzt machen lassen. Es gibt unterschiedliche Typen von Allergien: Der Sofort-Typ beispielsweise reagiert unmittelbar auf die Nahrungsmittel, die Symptome treten unmittelbar nach der Aufnahme auf. Es gibt aber auch Typen, die verzögert reagieren. Hierbei bildet das Immunsystem Antikörper gegen die Nahrungsallergene. Diese wandern mit der Lymphe und dem Blut durch den Körper und lagern sich im Gewebe ab, wo sie entzündliche Prozesse hervorrufen. Die Symptome entwickeln sich langsam – und man spürt sie erst Stunden, wenn nicht Tage, nachdem man das entsprechende Lebensmittel verzehrt hat. Das macht die Zuordnung so schwierig. Meine Eier-, Milch-, Ananas-, Soja-Allergie gehört zu dieser Art Unverträglichkeit. Dafür gibt es einen bestimmten Bluttest, ImmuPro 300 (siehe Anhang). Viele Ärzte, gerade Schulmediziner, sind dem sehr skeptisch gegenüber eingestellt. Aber ich habe gute Erfahrungen damit gemacht. Und mein Hausarzt schwört darauf. Und außerdem heißt es ja: Wer heilt, hat recht!

Histaminintoleranz

Eine andere Form der Nahrungsmittelunverträglichkeit ist die Histaminintoleranz. Das Problem an dieser Sache ist, dass Histamin ein körpereigener Stoff ist. Er kommt aber auch in Nahrungsmitteln vor. Histamin wird als »biogenes Amin« bezeichnet: Amin ist ein organischer Abkömmling von Ammoniak. »Biogen« bedeutet, es ist biologischen oder organischen Ursprungs. Histamin ist also ein organischer Abkömmling des Ammoniaks und hat einen biologischen Ursprung. Im menschlichen Körper ist es vor allem an Nervenfunktionen und der Immunabwehr beteiligt – und die richtet sich im Falle einer Histaminintoleranz gegen den körpereigenen Stoff selbst. Sehr verzwickt!

Abgebaut wird Histamin durch zwei Enzyme: durch Diaminoxidase (DAO) und durch Monoaminooxidase (MAO). Auch N-

Methyl-Transferase ist daran beteiligt. Sind zu wenig dieser drei Stoffe im Körper vorhanden, bekommt er Probleme. Ein Zuviel von Histamin verursacht Herzrasen, Hitzewallungen, Kopfschmerzen bis hin zum Migräneanfall, Übelkeit, Panik, Magen- und Bauchkrämpfe, Blähungen, Durchfall, Hautausschlag, Schlafstörungen und noch viele Symptome mehr.

Anders als bei »klassischen Nahrungsmittelunverträglichkeiten« lassen sich diese Beschwerden keinem einzelnen Lebensmittel zuordnen. Denn in fast allem, was wir zu uns nehmen, ist Histamin enthalten. Besonders viel davon findet man in Bier und Wein, Sauerkraut, Geräuchertem, Hackfleisch, Konserven, Meeresfrüchten, gereiftem Käse und Balsamico-Essig. Es gibt aber auch Lebensmittel, die Histamin bevorzugt aus den Speicherzellen im Körper freisetzen. Dazu gehören Tomaten, Auberginen, Ananas, Erdbeeren und viele Nusssorten. Im Internet finden Sie ausführliche Listen, was wie viel Histamin enthält – und was man als Betroffener bedenkenlos essen kann.

Heute weiß man, dass es unterschiedliche Auslöser für eine Histaminintoleranz gibt: Eine vorangegangene Antibiotika-Einnahme kann zum Beispiel schuld sein. Oder eine Darm-Fehlbesiedlung mit Fäulniskeimen, die selbst große Mengen an Histamin produzieren und den Körper damit förmlich überschwemmen. Deshalb gehören zur Diagnose ein geschultes Auge und ein Blick für die vielfältigen Symptome. Man kann im Blut die Menge an Histamin und am histaminabbauenden Enzym Diaminoxidase (DAO) bestimmen. Man sollte aber auch einen Stuhltest machen, um die Fäulniskeim-, Pilz- und Bakterienbelastung, genau wie den ph-Wert, zu messen.

Ich habe meine Histaminintoleranz entdeckt, indem ich mir Daosin, empfohlen bei Histaminunverträglichkeit, in der Apotheke gekauft habe, und einfach zum Test vor der Mahlzeit zwei Kapseln eingenommen habe. Das Herzrasen und die Hitzewallungen blieben aus. Dazu wurden noch die Fäulniskeime *Clostridien species* in meinem Darm gefunden (siehe unten unter Darm-Fehlbesiedlung). Auf Dauer hilft neben einer strikten Diät, bei der alles vom Speiseplan gestrichen wird, was viel Histamin enthält oder dem Körper entlockt, nur eine Therapie, die auch all die anderen Faktoren mit einschließt. Seit meine Darm-Fehlbesiedlung erfolgreich behandelt wird, ist auch die Histaminintoleranz verschwunden.

Darm-Fehlbesiedlung

Hippokrates, der berühmteste Arzt des Altertums (460–370 vor Christus), sagte schon: »Jede Krankheit hat ihren Ursprung im Darm.« Und dass zwischen Problemen mit der Verdauung und Hashimoto ein Zusammenhang besteht, können wohl die meisten Betroffenen bestätigen. Viele ganzheitlich denkende und praktizierende Ärzte und Heilpraktiker bestätigen diese These.

Das Immunsystem des Menschen ist vor allem im Darm beheimatet. Da es durch Hashimoto mehr oder weniger ständig in Aufruhr gehalten wird, ist es kein Wunder, dass bei vielen Betroffenen der Darm in Mitleidenschaft gezogen wird.

Immerhin 20 Prozent der Schilddrüsenaktivität hängen wiederum mit den richtigen Darmbakterien zusammen. Eine nicht richtig funktionierende Verdauung beeinflusst auch die Funktion der Schilddrüse, indem sie die Umwandlung von T4 ins stoffwechselaktive T3 behindert. Entzündungen im Darm versetzen

Meine Checkliste

den Körper in Alarmbereitschaft und setzen so vermehrt das Fluchthormon Cortisol frei (siehe oben).

Viele leiden unter einer Candida-Infektion, einer übermäßigen Vermehrung von Hefepilzen der Gattung Candida. Aber auch Bakterien, mit denen wir Menschen sonst im Einklang leben und die es in millionenfacher Anzahl in unserem Darm gibt, können sich plötzlich sprunghaft und unkontrolliert vermehren. In meinem Fall sind es die Bakterien *Clostridium difficile* und *Clostridium species*, die mich gern mal plagen. Das hängt wahrscheinlich auch mit meiner Leberentgiftungsschwäche zusammen, die in meinem Fall angeboren ist. Es äußert sich bei jedem anders. Aber bei Durchfall oder Verstopfung, anhaltenden Bauchschmerzen und einer Nahrungsmittelallergie-Diagnose sollte der Arzt einen Test auf diese (und andere) Bakterien machen. Nicht alle Labore haben die nötigen Vorrichtungen dafür. Aber bleiben Sie beharrlich, wenn Sie den Verdacht haben. Einige Bakterien muss man mit Antibiotika in Schach halten, einer Candida-Infektion kann man mit einer entsprechenden, vor allem zuckerfreien Ernährung auf Dauer wirksam begegnen. Dabei sollte Ihr Arzt mit Ihnen die richtige Vorgehensweise besprechen.

KAPITEL 6
Ernährung – Jod, Gluten & Milchprodukte

Beim Thema Ernährung geht es nicht nur um Abnehmen oder Allergien. Als Hashimoto-Patient sollte man einige Lebensmittel kennen, die man meiden oder zumindest deutlich einschränken sollte, weil sie eine negative Wirkung auf den Körper, die Schilddrüse und/oder den Darm haben. Bei den einen bemerkt man das sofort – bei jodhaltigem Essen zum Beispiel. Bei anderen sind die Auswirkungen erst mit der Zeit zu spüren. Ich habe gemerkt, dass ich am besten alles, was meinen Körper auch nur im geringsten belastet, weglasse. Dann fühle ich mich wohl – und mein Immunsystem, das durch die Krankheit schon mehr als genug in Aufruhr ist, kommt ein wenig zur Ruhe. Dadurch schaffe ich es auch allgemein besser, in Balance zu bleiben. Und das wiederum schlägt sich in meinem Essverhalten nieder. Alles ein großer Kreislauf, wie bei unseren Hormonen. Aber entscheiden Sie selbst und probieren Sie aus, was Ihnen guttut – und was nicht. Denn manchmal braucht man gar keinen Bluttest und keinen Arzt, der einem das sagt. Unterschätzen Sie Ihr Bauchgefühl nicht!

Achtung: Jod!

Vor einiger Zeit war ich mit meinem Mann in einem schicken Restaurant in Hamburg essen. Wir feierten unseren siebten Hochzeitstag, deswegen wollten wir uns etwas Besonderes gönnen. Die Spezialität des neuen In-Lokals war Sushi, als Vorspei-

Ernährung

se bestellten wir Jacobsmuscheln mit Passepierre-Algen und einer Haselnusssauce. Der Abend war herrlich, zufrieden verließen wir das Restaurant und fuhren nach Hause. Ich ging bald schlafen und hatte schon da das Gefühl, dass ich Halsschmerzen bekomme. Ich spürte einen seltsamen Druck an der Gurgel, dachte mir aber nichts weiter dabei. Nachts um ein Uhr erwachte ich schweißgebadet aus einem Albtraum. Mein Herz raste, ich hatte Magenschmerzen und Bauchkrämpfe. Mir war speiübel, ich zitterte am ganzen Körper. In den folgenden Stunden allein auf der Toilette konnte ich mir ausführlich Gedanken über den Auslöser dieses Dramas machen und kam recht schnell auf die jodhaltigen Algen in der Vorspeise. Und obwohl es mir so elend ging, ärgerte ich mich mächtig über meine Dummheit. Denn eigentlich weiß ich, was für Folgen schon geringe Mengen Jod bei Hashimoto haben können. Die Entzündung der Schilddrüse verstärkt sich, das Immunsystem greift das Gewebe an und zerstört so noch mehr davon. Man rutscht kurzfristig in eine Überfunktion. Ein Heilpraktiker hatte mich gewarnt, mit Hashimoto sollte ich nicht mal länger als einen Tag auf meiner Lieblingsinsel Sylt bleiben, weil schon die Jodmenge in der Luft bei besonders empfindlichen Menschen einen Schub auslösen könnte. Bisher hatte ich damit keine Probleme. Nur die große Seafood-Platte bei Gosch in List darf ich nicht zwei Abende hintereinander bestellen, sonst bekomme ich Schweißausbrüche ...

In New York bekam ich mal einen Schub mitten auf der 6th Avenue! Ich hatte mir in einem Vitaminshop einen Proteindrink gekauft, »Muscle Milk«, Vanillegeschmack, und in einem runtergekippt. Er war schön kühl und sehr lecker. Kurz darauf musste ich mich an einer Straßenlaterne festklammern, sonst wäre ich umgekippt. Mein Mann packte mich und schleppte mich in die nächste Starbucks-Filiale. Dort verschwand ich erst einmal für längere Zeit auf dem stillen Örtchen, um mich danach noch eine Stunde in einem der bequemen Sessel des Coffeeshops auszuruhen. Zum Glück gibt es in allen Starbucks-Läden freies Internet. So war mein Mann mit seinem Smartphone beschäftigt, und ich konnte mich erholen. Ein Blick auf die Flasche des Eiweißshakes zeigte: Da war natürlich – neben Vitaminen und Mineralien – auch eine Menge Jod zugesetzt. Mittlerweile schaue ich prinzipiell auf Zutatenlisten, sei es bei Lebensmitteln, Getränken oder Nahrungsergänzungsmitteln und Medikamenten, und zwar bevor ich sie zu mir nehme! Sicher ist sicher.

Den meisten Fertigprodukten ist jodiertes Speisesalz zugesetzt. Seien Sie besonders vorsichtig damit und testen Sie aus, wie viel Sie davon vertragen. Denn man kann die Menge schlecht abschätzen. Auch in Restaurants und Hotels steht auf dem Tisch meistens Jodsalz. Ich habe immer ein Döschen mit Himalajasalz dabei. Da weiß ich, dass ich es gut vertrage. Und die erstaunten Blicke übersehe ich mittlerweile einfach ...

Kuhmilch

Rund 12 Millionen Deutsche vertragen keine Kuhmilch(-Produkte), wie Untersuchungen zeigen. Das liegt in den Genen begründet, und das wiederum hat etwas mit unseren Vorfahren zu tun. Die meisten der Betroffenen, nicht nur in Deutschland, können die Lactose, den Milchzucker, nicht verdauen. Mittlerweile gibt es lactosefreien Joghurt, Käse, Butter, Milch, sogar Pudding. Ob das eine geeignete Alternative ist, muss man ausprobieren. Ich zum Beispiel vertrage das Eiweiß der Kuhmilch nicht. Deshalb muss ich ganz auf diese Produkte verzichten. Viele Heilpraktiker und Alternativmediziner plädieren sowieso für eine Ernährung ohne Kuhmilch, denn diese führt zu einer vermehrten Schleimbildung im Darm. Und im Darm sitzt ja bekanntlich unser Immunsystem. Es gibt die Theorie, dass man erwachsene Kühe mit der Milch ihrer Artgenossen umbringen könnte, oder ihnen zumindest gehörig Schaden damit zufügt. Genauso könnte es auch beim Menschen sein, natürlich nicht in Bezug auf die menschliche Muttermilch, sondern auf Kuhmilch.

Probieren Sie es doch einfach selbst mal aus: Verzichten Sie eine Woche lang auf alle Produkte, die Milch, Lactose, Milchpulver, Milcheiweiß und so weiter enthalten. Und schauen Sie, ob es Ihnen so besser geht. Manchen hilft das sogar beim Abnehmen. Wie gesagt: Einen Versuch ist es auf jeden Fall wert.

Gluten

Gluten ist das Klebereiweiß in Weizen, Roggen, Hafer, Dinkel und anderen Getreidearten. Wie bei den meisten Allergenen ist auch Gluten erst zum Problem für viele Menschen geworden, weil es in so vielen Produkten, die wir essen, vorkommt: in Backwaren aller Art, Fertigprodukten, Süßigkeiten, Wurst und vielem mehr. Der amerikanische Arzt und Schilddrüsenexperte Dr. Datis Kharrazian schreibt dazu in seinem Buch *Why Do I still have Thyroid Symptoms?*: »Weil Glutenmoleküle und Schilddrüsengewebe sich so sehr ähneln, empfehle ich meinen Hashimoto-Patienten immer, Gluten sofort vom ihrem Speiseplan zu streichen.«

Wie bei den Milchprodukten kann man auch bei Gluten einfach mal ausprobieren, ob es der eigenen Gesundheit und dem Wohlbefinden etwas bringt, wenn man es weglässt. Glutenfasten sozusagen. Im Reformhaus gibt es Brot, Kuchen, Backmischungen und vieles mehr ohne den Kleber.

Brokkoli & Co.

Es gibt Gemüsesorten, die einen negativen Einfluss auf die Schilddrüse haben, und zwar meist, wenn sie roh gegessen werden. Doch auch in gekochter Form sollte man es mit dem Konsum nicht übertreiben. Denn vor allem Kohlsorten enthalten Enzyme, die die Bildung von Kröpfen unterstützen und die Schilddrüse in ihrer Arbeit behindern. Das führt zu einer Verstärkung der Unterfunktion und macht die Einstellung der richtigen Dosierung nicht unbedingt einfacher. Achten müssen Sie hierbei vor allem auf:

- Brokkoli
- Weißkohl
- Grünkohl
- Blumenkohl
- Rosenkohl
- Kohlrabi
- Steckrübe
- Senf
- Rettich
- Brunnenkresse
- Hirse

Soja

Soja ist heutzutage in mehr Produkten enthalten, als man denkt. Drehen Sie im Supermarkt ab und zu mal die Verpackungen um und lesen Sie die Zutatenliste. Man findet Sojaeiweiß und -öl in Margarine, Brot, Backwaren, Fleisch- und Wurstwaren, Pommes frites, Knödeln, Soßen, Suppen, Eis, Pudding, Schokolade, Milchpulver, Mayonnaise, Ketchup, Säuglingsnahrung, Diätprodukten und vielem mehr. Kein Wunder, dass bei diesem ungewohnten Überangebot viele eine Allergie ausgebildet haben. Rohe Sojabohnen sind übrigens giftig, man kann sie nur im verarbeiteten Zustand essen.

Selbst wenn man Tofu, Sojamilch, Miso und Tempeh eigentlich verträgt, besteht die Gefahr, seinem Körper Schaden damit zuzufügen. Soja enthält nämlich Isoflavone, pflanzliche Stoffe, die wie Hormone agieren und das endokrine System irritieren. Man zählt sie zur Gruppe der Flavonoide und diese stören die normale Schilddrüsenfunktion, das heißt, die Gefahr einer Unterfunktion steigt. Folgen können auch Kropfbildung, Schilddrüsenkrebs und Hashimoto Thyreoiditis sein. Studien ergaben außerdem, dass es einen Zusammenhang zwischen der Fütterung von Sojamilch bei Säuglingen und der Entwicklung autoimmuner Schilddrüsenerkrankungen gibt. Dabei sollte man als Schilddrüsenpatient nicht nur auf Soja in der Nahrung achten, sondern auch auf Nahrungsergänzungsmittel und Isoflavonoidtabletten, die gern in den Wechseljahren empfohlen werden und deren Sojagehalt meist um ein Vielfaches höher ist als der in unserem Essen.

Da ich, wie gesagt, Kuhmilch nicht wirklich gut vertrage, bestelle ich ab und zu einen Latte Macchiato mit Sojamilch. Ich mag den Geschmack ganz gern – reine Gewöhnungssache. Außerdem bekommt man in vielen Cafés und Coffeeshops mittlerweile diese Variante problemlos. Aber ich versuche, es nicht damit zu übertreiben. Als Alternativen gibt es Reis-, Hafer- und Mandelmilch, die man in Bioläden kaufen kann. Geschmacklich finde ich Mandelmilch am angenehmsten. Aber das muss jeder für sich rausfinden. Ich mag auch Ziegenmilch ganz gern, die ist aber schwieriger zu bekommen. Ziegenkäse hingegen kriegt man in jedem Supermarkt und sogar beim Discounter. Und auch Quark und Joghurt aus Ziegenmilch ist mittlerweile in vielen Bioläden und Reformhäusern zu bekommen.

KAPITEL 7
Abnehmen. Bye, bye Kilos! Hallo Stoffwechsel!

Hand aufs Herz: Welche Hashimoto-Symptome stören Sie am meisten? Die Müdigkeit? Die Muskelschmerzen? Schlafstörungen? Oder das Herzrasen? Ich kann ganz klar sagen: die Gewichtszunahme! Das war das Erste, was schiefgelaufen ist – und noch heute kämpfe ich gegen die bösen, überflüssigen Kilos, die mich von meinem perfekten Selbstbild trennen!

Wenn ich mich mit anderen Betroffenen unterhalte – und das sind ja meist Frauen –, kommt das Gespräch immer irgendwann auf das Thema Abnehmen. Kaum eine hat ihr Ausgangsgewicht wieder, fast alle hadern und kämpfen mit ihrer Figur. Genau wie ich!

Eigentlich bin ich Expertin, wenn's um Diäten geht! Schon allein wegen meines Jobs. Ich lese permanent, welche neuen Methoden und Ernährungsformen Jennifer Aniston oder Heidi Klum anwenden, um ihre perfekten Körper zu formen. Und natürlich treffe ich andauernd Frauen mit atemberaubenden Figuren. In der Fernsehbranche scheinen einfach alle dünn zu sein. Ich gönne das wirklich jedem/jeder. Aber es ist schon ein immenser Druck, wenn man sich in diesen Kreisen bewegt – und ganz offensichtlich nicht so locker mit den Size-Zero-Mädels mithalten kann. Die Kleider, die man für Events oder Fernsehsendungen geliehen bekommt, sind eigentlich immer Größe 34, höchstens 36. Den anderen passen die ja so auch, mir eher selten ...

Schon vor dem Ausbruch der Krankheit hab' ich alles Mögliche ausprobiert, um ein paar Kilos zu verlieren: eine Ayurveda-Entgiftungskur in Sri Lanka, Low-Carb und No-Carb-Ernährung, vegetarisches und glutenfreies Essen, Fasten, Paläo- und Steinzeitdiät, Kohlsuppe und und und. Das hat vor Hashimoto auch meist alles ganz gut funktioniert. Hatte ich ein bisschen über die Stränge geschlagen, ging ich öfter joggen und aß abends einfach weniger. Prompt waren ein, zwei Kilos weg. Sicher hat das auch etwas mit dem Alter zu tun. Mit Mitte 20 läuft der Stoffwechsel einfach auf Hochtouren. Das hat sich leider mächtig geändert.

Was soll ich essen? Und vor allem: Was nicht? Wenn die Zahl auf der Waage jeden Morgen höher wird, obwohl man Sport macht, gesund und wenig isst, steigt der Grad der Verzweiflung ins Endlose. Freunde, Familie und Ärzte glauben einem irgendwann einfach nicht mehr, dass man sich abends nicht heimlich die Chipstüten, Schokoladentafeln und Doppel-Käse-Pizzen in Großfamilien-Mengen reinzieht. Man sieht das an den ungläubigen Blicken. Augen lügen nicht, auch wenn der Mund etwas anderes spricht. Genauso ging es mir auch.

Ich habe 'zig Diätbücher gekauft, von Heidi Klums Trainer David Kirsch über den deutschen Laufpapst Dr. Ulrich Strunz bis hin zu Atkins. Lange Zeit habe ich hauptsächlich und viel Eiweiß gegessen mit Gemüse und Salaten. Ein paar Nüsse und Mandeln ab und an. Das funktionierte zuerst ganz gut. Und: Ich habe immer Sport gemacht, teilweise sogar jeden Tag! Aber mit der Zeit stieg mein Gewicht trotzdem von 57 auf 71 Kilo!

Dann kam die Diagnose Hashimoto – aber die Kilos verschwanden nicht, wie erhofft, zeitnah. Ganz im Gegenteil! Sie blieben, wurden mal mehr, dann wieder weniger. Und immer wenn ich dachte, die Diätschlacht habe ich gewonnen, zeigte die Waage aus unerfindlichen Gründen wieder ein Kilo mehr an. Ich hab geheult, getobt, Waagen zerstört – und am allerschlimmsten: ganz oft an mir selbst gezweifelt. Ich dachte immer, ich muss etwas falsch gemacht haben. Ich sah meinen Körper als Feind, den es zu bezwingen galt. Ich wollte ihn mit aller Macht dazu kriegen, die verflixten Pfunde abzuschütteln, loszulassen, einfach wegzuschmelzen. Am liebsten sofort, oder zumindest bis morgen.

Ich schaute schlanken Frauen sehnsüchtig hinterher (also, eigentlich tue ich das noch immer!) und stellte mir vor, nie wieder über das Thema Kleidergrößen nachdenken zu müssen. Aber wie gesagt: Es ist und bleibt mein täglicher Begleiter.

Mittlerweile bin ich aber entspannter geworden, was mein Gewicht betrifft. Und ich habe gelernt, dass es meistens nicht an mir und meinem Essverhalten liegt, dass ich zunehme (einige Gründe finden Sie in Kapitel 5). Das war ein langer Prozess – und glauben Sie mir, ich würde auch gern einfach nur essen, ohne ständig darüber nachzudenken, welche Zahl wohl die Waage morgen früh ausspuckt!

Leider muss ich sagen, dass es nicht das eine Patentrezept zum Abnehmen gibt. Das habe ich in den letzten Jahren gelernt. Vergessen Sie die Schlagzeilen der Frauenzeitschriften: Fünf Kilo in sieben Tagen weg! Das kann nicht funktionieren, ist definitiv nicht gesund und macht Sie nur unglücklich. Auch wenn es zu schön wäre!

Auch beim Thema Abnehmen gilt: Beobachten Sie sich selbst! Überlegen Sie in Phasen, in denen es nicht so gut läuft, was Sie in Zeiten, als die Kilos purzelten, anders gemacht haben. Führen Sie, wie schon beschrieben, ein Tagebuch. Dann können Sie in der Rückschau zurückverfolgen, welche Maßnahme, Medikation, Ernährungsumstellung oder Sporteinheit sich positiv auf Ihr Gewicht ausgewirkt hat. Mir hat ein Blick in diese Schriften bisher immer auf die Spur geholfen. Ich kann diese Methode nur empfehlen.

Ganz sicher sollten alle Menschen – ob an Hashimoto erkrankt oder nicht – Zucker, Weißmehl- und Fertigprodukte aller Art sowie Fast Food, Softdrinks und Alkohol meiden. Aber das war es auch schon mit allgemeingültigen Regeln. Den Rest muss jeder für sich selbst herausfinden. Im Folgenden ein paar Tipps, mit denen ich bisher gut gefahren bin. Manches davon kennen Sie schon aus früheren Kapiteln, in denen es allgemein um den Umgang mit der Erkrankung ging. Hier aber beleuchte ich es noch mal speziell im Hinblick aufs Abnehmen.

Bye, bye Kohlenhydrate

Auch wenn das die meisten nur ungern hören, ein Zuviel an Kohlenhydraten macht uns dick! Unser Körper ist einfach nicht dafür gemacht, morgens Brot, mittags Nudeln und eine zuckerhaltige Cola und abends dann noch ein paar Pommes zur Currywurst zu verstoffwechseln. Das sieht man daran, dass die Zahl der Übergewichtigen trotz des Anti-Fett-Hypes der letzten Jahre immer größer wird. Nicht das Fett (allein), vor allem die (falschen) Kohlenhydrate sind schuld daran.

Ich nehme nicht nur ordentlich und rasend schnell zu, wenn ich Zucker und Co. zu mir nehme, sondern werde müde, übellaunig, und träge. Mein Stoffwechsel wird lahm, da hilft es auch nicht, weniger zu essen oder exzessiv Sport zu betreiben. Wenn ich mich aber hauptsächlich von Pute und Hähnchen, Fisch (Achtung Jod!), ein bisschen (Ziegen-)Milchprodukten, sehr, sehr, sehr viel Gemüse und ein paar Nüssen und Mandeln ernähre, geht's mir gut. Ich schlafe besser, meine Verdauung optimiert sich, meine Laune steigt, ich fühle mich fitter – und nehme leichter ab. Wichtig ist, dabei viel Wasser zu trinken (siehe unten). Obst und Getreide gönne ich mir selten und wenn, dann nur morgens. Dadurch hat mein Körper über den Tag Zeit, den Zucker zu verstoffwechseln. Er blockiert so nachts nicht die Fettverbrennung.

Denn das ist das große Problem an Kohlenhydraten: Wenn Sie sich überdurchschnittlich viel körperlich bewegen, können Sie umso mehr Kohlenhydrate zu sich nehmen, da sie fast zeitgleich wieder verbrannt werden. Da wir heutzutage aber meistens sitzen, ist kein Bedarf für diese Art der Energiegewinnung da. Der Körper lagert die nicht genutzte Energie in Fettdepots ein – wer weiß, ob nicht doch noch eine Hungersnot kommt ...

Wie beschrieben zu essen entspricht der sogenannten Steinzeit- oder Paläo-Ernährung. Die basiert auf der Theorie, dass wir Menschen an die moderne, vor allem aus Zucker und Stärke bestehende Ernährung nicht angepasst sind, sondern genetisch in der Altsteinzeit stehen geblieben sind, als es noch keinen Ackerbau und keine Viehzucht gab. Das bedeutet, dass wir die großen Mengen an Kohlenhydraten in Form von Brot, Süßigkeiten, hoch gezüchteten Obstsorten und gezuckerten Softdrinks nicht verstoffwechseln können. Unser Körper ist stattdessen für die

Verdauung von Fleisch, Fisch, (wenig stärkehaltigem) Gemüse, Nüssen und Samen gemacht. Eben all das, was die Menschen vor 20.000 und mehr Jahren in ihrem Lebensraum gefunden haben.

Wenn man sich hauptsächlich davon ernährt, verliert man automatisch Gewicht (sollte man davon zu viel auf den Rippen haben), der Blutzucker normalisiert sich, Herz-Kreislauf-Erkrankungen gehen zurück. Ich hab die Erfahrung gemacht, dass meine Schilddrüsenhormone besser wirken, wenn ich mich auf diese Art ernähre. Vielleicht hat das etwas mit der Leber zu tun, die eine wichtige Rolle im Kohlenhydratstoffwechsel spielt, die aber auch für die Umwandlung der Hormone zuständig ist. Wird sie nicht durch den Abbau von Stärke blockiert – das ist nämlich Schwerstarbeit für das Entgiftungsorgan – hat sie mehr Ressourcen, um sich um die Hormone zu kümmern. Wie gesagt, mir geht's mit der Steinzeit-Ernährung besser.

Komplett streichen sollte man die Carbs, wie sie neudeutsch gern genannt werden, aber trotzdem nicht. Zuerst verliert man ohne Kohlenhydrate zwar rapide Gewicht, aber mit der Zeit fährt der Stoffwechsel komplett runter. Das ist der Unterschied zur Atkins- und Dukan-Diät, die zumindest zeitweise einen vollständigen Verzicht auf den Brennstoff vorschreiben. Ich hab die beiden Diäten natürlich auch schon ausprobiert. Aber auf Dauer ging das Vorhaben schief. Man macht sich damit seinen Stoffwechsel kaputt. Abnehmen wird dann praktisch unmöglich. Und das will ich definitiv nicht erreichen!

In meinem Umfeld habe ich beobachtet, dass jeder eine andere Menge Kohlenhydrate essen kann und trotzdem noch abnimmt. Ich habe eine sehr niedrige Schwelle, das heißt, ich vertrage relativ wenig Zucker, Stärke usw., bevor ich wieder zunehme. Andere können morgens gut Brot und sogar Marmelade essen, und der Gewichtsabbau geht trotzdem weiter.

Bedenken Sie, dass auch Gemüse Kohlenhydrate enthält: Möhren, Tomaten, Erbsen, Kürbisse haben im Vergleich mehr Fruchtzucker als Salat oder eine Gurke. Die Menge muss man mit einrechnen, wenn man seinen Kohlenhydratbedarf herausfinden möchte. Ich habe gerade zu Anfang meiner Steinzeit-Ernährung ein Tagebuch geschrieben, in dem ich aufgeführt habe, was und wie viel ich gegessen habe – und wie sich mein Gewicht daraufhin verändert hat.

Wichtig ist dabei auch die Menge des Eiweißes: Man geht davon aus, dass man pro Kilo Körpergewicht 0,6 bis 1 Gramm reines Protein zu sich nehmen muss. Es braucht ein wenig Übung, aber mit der Zeit kriegt man raus, wie viel Hühnchen oder Fisch man essen muss, um satt zu sein. Und vor allem, um keine Muskeln abzubauen. Denn je mehr Muskeln man hat, desto mehr Energie – auch in Ruhephasen – verbraucht der Körper, sprich: Umso höher ist die Stoffwechselrate. Und genau das bedeutet: Man nimmt ab! Und zwar Fett. Die Silhouette wird definierter, der Bauch flacher, die Beine schlanker. Im Anhang finden Sie einige Buchtipps zu dem Thema.

Für mich war es – gerade zu Anfang – einfacher, diese Art der Ernährung durchzuhalten, wenn ich alle zehn Tage oder einen Tag pro Woche sündigen durfte, also alles essen konnte, worauf ich Lust hatte, Zucker hin oder her. Die Pfunde, die am nächsten Tag mehr auf der Waage prangten, waren nur Wasser. Denn ein Gramm Kohlenhydrate bindet im Schnitt drei Gramm Wasser im Körper. Bin ich direkt danach wieder auf die Steinzeit-Ernährung umgestiegen, hatte dieser Schludertag kaum bis keine Auswirkungen. Die zusätzliche Flüssigkeit im Gewebe verschwand schnell wieder, mein Stoffwechsel wurde dadurch sogar angeregt. Aber nur, wenn es wirklich bei diesem einen Tag blieb!

Ich versuche zudem, zwischen den Mahlzeiten immer etwa vier bis fünf Stunden verstreichen zu lassen. So können Magen und Darm die Nahrung vollständig verdauen, bevor neue Arbeit auf sie zukommt. Und ich habe mir abgewöhnt, zwischendurch zu naschen. Erst wenn ich wieder Hunger habe, esse ich etwas. Nicht, weil es Zeit dafür ist. Oder »man« jetzt zu Abend oder zu Mittag isst.

Das alles entspricht sicher nicht dem, was die meisten jeden Tag praktizieren. Und ich gebe zu, es ist nicht immer einfach, sich so zu ernähren. Ein belegtes Brötchen und eine Dose Cola oder einen Kaffee kriegt man an jeder Ecke. Von mir aus auch eine Currywurst mit Pommes frites oder alternativ mit einem latschigen Weißmehlbrötchen. Aber verlangen Sie mal an einer Frittenbude einen Salat zur Bratwurst! Unverständliche Blicke vonseiten des Personals sind da das Freundlichste, was Ihnen passieren wird ...

Vor einiger Zeit kam ich nachts um halb zwei nach einem Event in mein Hotel in Frankfurt am Main. Rundherum war schon alles zu. Ich hatte seit dem Nachmittag nichts mehr zu essen bekommen. Bei der Party gab es nichts, und mir hing der Magen in den Knien. An Schlafen war so nicht zu denken. Und natürlich war auch das Restaurant des Hotels zu dieser unchristlichen Uhrzeit nicht mehr auf. Der junge Mann an der Rezeption drückte mir eine kleine Speisekarte mit kalten Gerichten in die Hand. Das gab es jetzt noch zu essen, meine Rettung! Ein Sandwich hätte ich in der Nobelherberge für 9 Euro bekommen – auch nicht gerade billig. Der gemischte Salat mit Pute kostete das Doppelte! Ich muss zugeben: Er war wirklich gut. Aber echt unverschämt teuer!

Meine Schwiegermutter lädt uns wegen meiner Ernährungsweise schon lange nicht mehr zum Mittagessen zu ihr ein:»Ich weiß ja gar nicht, was ich Vanessa kochen soll!« Wir gehen dann eben alle zusammen essen. Da hat sie nicht so viel Arbeit. Aber genau das zeigt, dass solch eine Ernährung eben noch nicht wirklich in der Mitte der Gesellschaft angekommen ist. Ich bin es gewohnt, im Restaurant schief angeguckt zu werden, wenn ich alle Gerichte, die ich bestelle, »umbaue«. Das heißt, ich kombiniere Fisch oder Fleisch mit Salat oder Gemüse und streiche die Sättigungsbeilagen, sprich Kartoffeln, Nudeln, Reis und Ähnliches. Natürlich kommt es ab und zu vor, dass der Koch trotzdem Bratkartoffeln auf den Teller schmuggelt. Aber was soll's. Ich muss sie ja nicht essen.

Was ich damit sagen möchte: Lassen Sie sich nicht von den schiefen Blicken und blöden Kommentaren abschrecken, wenn Sie merken, dass es Ihnen guttut, die Kohlenhydrate wegzulassen oder zumindest einzuschränken. Freuen Sie sich innerlich auf die Zeit, wenn die Kilos gepurzelt sind und die anderen eingestehen müssen, dass Sie einfach gut aussehen. Und: Lassen Sie sich nicht entmutigen, wenn Gazellen in Ihrer Gegenwart Zuckerbomben verschlingen. Es gibt eben Menschen, die haben einen Stoffwechsel, der einfach alles verbrennt. Und auch wenn das unfair ist, gönnen wir es ihnen. Auch wenn wir Hashimoto-Patienten da leider außen vor sind, leider ...

Gesund & aktiv

Zusätzlich zur Kohlenhydrateinschränkung hat mir sicher noch das Stoffwechselprogramm »gesund & aktiv« sehr gutgetan. Es hilft einem nicht nur beim Abnehmen, sondern verbessert auch die Arbeit der Hormondrüsen im Körper – und das kann ja bei unserer grundlegenden Hormondysbalance prinzipiell nicht schaden. Anhand eines Blutbildes werden dem Einzelnen Lebensmittel zugeordnet, die dessen Körper besonders gut verstoffwechseln kann. Basis ist eine Art Blutgruppendiät, aber es spielen noch andere Faktoren mit in die Auswahl hinein. Bei mir kam heraus, dass ich kein rotes Fleisch, keine Kuhmilchprodukte und nicht übermäßig viel tierisches Eiweiß auf einmal vertrage. Ich hab mich einige Tage an die Vorgaben gehalten, und konnte die positive Wirkung bereits spüren. Wie sklavisch man jetzt auch die vorgeschlagenen Mengenangaben umsetzt, bleibt jedem selbst überlassen. Ich orientiere mich vor allem an der Auswahl an Lebensmitteln, die mir guttun sollen und lasse die weg, die meinem System schaden.

Adressen von Heilpraktikern und Ärzten in Ihrer Nähe, die das Programm anbieten, finden Sie im Internet (Adressen siehe Seite 164).

Detox

Dieses neudeutsche Wort für »Reinigung« ist in aller Munde. Ob überteuerte Süppchen und Säfte, die per Lieferservice jeden Tag nach Hause gebracht werden, wirklich sein müssen (und überhaupt was bringen), muss jeder für sich selbst entscheiden. Dass es der Seele und dem Körper aber definitiv guttut, ab und zu

Altlasten, Stoffwechselabfälle und Schlacken loszuwerden, davon bin ich überzeugt. In Kapitel 8 finden Sie meine bevorzugten Entschlackungsmethoden für zwischendurch oder länger. Das Abnehmen fällt danach zumindest leichter – und man fühlt sich freier im Kopf. Und wenn man glücklich ist, braucht man keine Schokolade gegen irgendeinen Kummer. Logisch, oder?

Schlaf & Stress

Stress macht dick. Das ist zwar sehr überspitzt ausgedrückt, aber wahr. Haben wir Stress, steigt der Cortisolspiegel. Der Körper ist bereit zur Flucht: Die Atmung beschleunigt sich, Sauerstoff wird vermehrt zu den Muskeln transportiert, Blutgefäße weiten sich zur besseren Energieversorgung, die Verdauung wird runtergefahren. Dieser Mechanismus stammt aus einer Zeit, als Menschen noch häufig vor bösen Tieren flüchten mussten, um ihr Leben zu retten. Diese Bedrohung war aber nach kurzer Zeit vorbei. Meckernde Chefs, ein anstrengender Berufsalltag, Dauerbeschallung aus Fernsehen, Radio und Computer gab es damals nicht. Diese lassen unseren Körper ständig in Alarmbereitschaft bleiben. Auch Schlafmangel gehört zu dieser Dauerbelastung, genau wie exzessiver Sport, übermäßiger Kaffeegenuss oder regelmäßiges Konsumieren von Energydrinks.

Ab einem gewissen Punkt sinkt der Cortisolspiegel nicht mehr ab. Da das Hormon unter anderem auch den Blutzuckerspiegel ansteigen lässt, wächst so die Gefahr für Übergewicht. Vor allem das gefürchtete innere Bauchfett nimmt zu.

Zusätzlich verstärkt Cortisol den Abbau von Muskeln und verhindert die Einschleusung von Eiweiß in eben diese – und Muskeln sind wichtig, wenn man abnehmen möchte. Die so gewonnen Aminosäuren baut das Hormon in Glukose um, und plötzlich ist eine große Menge Zucker im Blut, der dank des Cortisols nicht zurück in die Zellen zur Verbrennung gelangen kann. Sinkt der Cortisolspiegel auch über Nacht nicht ab, kann der Körper kein Wachstumshormon bilden. Das ist für alle möglichen Reparaturmaßnahmen im Körper verantwortlich, aber eben auch für die nächtliche Fettverbrennung. Und so steigt das Gewicht und steigt – und oft weiß man nicht einmal, warum.

Was noch dazukommt: Cortisol hemmt TSH, das »Thyroid Stimulating Hormone«! Das erklärt, warum sich viele trotz eines sehr niedrigen TSH-Werts noch nicht wirklich gut fühlen. Zudem unterdrückt Cortisol ein Enzym, das das stoffwechselinaktive T4 ins stoffwechselaktive T3 umwandelt.

Auf Dauer erschöpfen sich die Nebennieren (siehe Kapitel 5), die unter anderem das Cortisol produzieren. Und da der Körper das dringend zur Verarbeitung der zugeführten Schilddrüsenhormone braucht, geht das Gewicht auch in diesem Zustand nicht wieder runter.

Ich habe sowohl den Zustand der Nebennierenerschöpfung als auch des extrem hohen Cortisolwerts erlebt. Beides fühlt sich definitiv nicht gut an – und ist für viele Ärzte immer noch schwer zu diagnostizieren. Und beides macht dick!

In der Zeit, in der mein Wert viel zu hoch war, habe ich immer an den Tagen zugenommen, an denen ich abends noch Sport gemacht oder lange am Computer gearbeitet habe. An den anderen blieb das Gewicht stehen, aber runter ging es kaum noch. Es hat ein bisschen gedauert, bis ich den Zusammenhang herausgefunden habe. Am besten beobachtet man sich immer selbst, je genauer, desto besser. Das hilft dem Arzt bei der Aufklärung, und man selbst kann einfach Gewohnheiten ändern, wenn sie einem nachweislich nicht guttun.

Gerade im Zusammenhang mit den Cortisolwerten habe ich wieder gemerkt, wie stark der Einfluss der Hormone auf unseren Körper ist. Da kann man Diät halten und Sport machen – und es hat null Auswirkung, auf jeden Fall nicht die gewünschte und erwartete.

Cortisol ist überlebenswichtig. Daher ist es schwierig, seinen Wert mit Medikamenten runterzudrücken. Und auch das Wachstumshormon, das nachts nicht gebildet wird, weil noch zu viel Cortisol im Blut ist, kann böse Nebenwirkungen haben, wenn man es sich spritzt. Aber es gibt ein paar Tricks und eher harmlose Mittel, die helfen, alles wieder in Balance zu bringen – und damit auch endlich wieder abzunehmen.

- Ganz wichtig ist es, sich **Ruhepausen** zu gönnen und allzu großen und vor allem andauernden Stress zu vermeiden. Ich weiß, das ist gerade heutzutage leichter gesagt als getan. Aber man kann es sich ja wenigstens vornehmen und immer wieder versuchen. So mache ich das auch.
- Dazu gehört auch genügend **Schlaf**: Acht Stunden pro Nacht wären wünschenswert. Yoga und Meditation helfen ebenso, **den Geist zur Ruhe zu bringen**. Wer dazu keine Lust hat, kann versuchen, im Laufe des Tages einfach ein paar Minuten achtsam zu sein: auf den eigenen Atem hören oder im Geist den Körper durchgehen und sich bewusst machen,

wie sich die Arme, Beine, der Bauch, der Nacken und der Kopf anfühlen. Das kann man im Büro in einer ruhigen Minute im Stillen machen. Abends vorm Einschlafen oder morgens direkt nach dem Aufwachen geht es auch recht gut. Probieren Sie es aus. So kommen Sie sich selbst wieder nah, ohne Esoterik-Schnickschnack oder großen Zeitaufwand. Ich habe damit vor einiger Zeit begonnen. Und auch, wenn ich es nicht jeden Tag praktiziere, mit der Zeit wurde ich fokussierter. Spannend, finde ich. Und definitiv einen Versuch wert.

- Meine bevorzugte Einschlafhilfe ist **Pascoflair 425**, ein pflanzlicher Extrakt aus Passionsblumenkraut, ohne Nebenwirkungen. Wenn es bei mir hoch hergeht, verhelfen mir zwei Tabletten eine halbe Stunde vorm Zubettgehen zu einer ruhig-seligen Nacht. Da hat der Stress keine Chance!
- **Vermeiden Sie zu hungern.** Ich versuche, meinen Körper über die Nahrung mit allen wichtigen Nährstoffen zu versorgen, um Defizite zu vermeiden. Das beinhaltet reichlich hochwertiges Protein, komplexe Kohlenhydrate, essenzielle Fettsäuren, Vitamine und Mineralien. Ständige Diäten macht mich hibbelig und unglücklich. Kein Wunder: Untersuchungen zeigen, dass eine Verringerung der Kalorienzufuhr um 50 Prozent zu einem Cortisolanstieg von bis zu 38 Prozent führen kann. Und: Studien haben bewiesen, wer nicht frühstückt, isst im Laufe des Tages 10 Prozent mehr!
- **Moderater Sport** führt zu einem Abbau von Cortisol, es sollte aber nicht länger als eine Stunde sein. Und nicht jeden Tag. Sonst passiert genau das Gegenteil. Ich wechsle immer zwischen Ausdauer- und Kraftsporteinheiten. Und: Ich höre dabei in mich hinein. Sobald die Joggingrunde oder

der Gang ins Fitnessstudio zur Qual werden, lasse ich sie lieber mal ausfallen – oder suche eine Alternative, die mehr Spaß macht und damit den Stress abbaut, anstatt ihn zu verstärken.

- **Vitamin C** senkt Cortisol nachweisbar: Ich nehme 3 Gramm über den Tag verteilt, am liebsten aus der Acerola-Kirsche (siehe Seite 143). Zudem nehme ich **Sibirischen Ginseng**, der senkt das Cortisollevel und erhöht den Testosteronwert. **Ginkgo biloba** habe ich in meinen Einnahmeplan aufgenommen, wenn ich besonders viel zu tun habe. Er verhindert den Anstieg des Cortisolspiegels, besonders wenn man ihn regelmäßig einnimmt. Das wurde in zahlreichen Studien nachgewiesen.
- **Phosphatidylserin** gehört zur Gruppe der Lecithine und wird vor allem von Kraftsportlern sehr geschätzt, da diese oft übertrainiert sind und deshalb unter einem erhöhten Cortisolspiegel leiden. Der wiederum lässt Muskeln schmelzen und Körperfett anwachsen. Eine Katastrophe für Bodybuilder! Sportler nehmen deshalb gern 400 Milligramm Phosphatidylserin vor und 400 Milligramm nach dem Training, an trainingsfreien Tagen die Dosis nur einmal. Die Tabletten sind relativ teuer. Ich nehme in Zeiten großer Belastung oder wenn ich merke, dass ich schwer runterkommen kann, 400 Milligramm vorm Schlafen. Das tut mir gut.
- **L-Glutamin** ist die am höchsten konzentrierte Aminosäure im menschlichen Körper. Sie erhöht die Ausschüttung des Wachstumshormons und die Proteinsynthese, wirkt anabol (muskelaufbauend) und antikatabol (verhindert Muskelabbau). Zudem verstärkt sie das Immunsystem und verbessert die Regeneration nach körperlicher Anstrengung. Bodybuil-

der nehmen bis zu 30 Gramm pro Tag. Das ist ein relativ teurer Spaß! Ich kaufe es in Kapselform in Sport- oder Bodybuilderläden und nehme zwei bis drei Gramm entweder auf leeren Magen morgens oder direkt vorm Schlafen am Abend.

Der Gegenspieler von Cortisol ist DHEA, das ebenfalls in der Nebenniere gebildet wird. DHEA ist das Jugendlichkeitshormon. Im Lauf des Lebens nimmt der Wert immer weiter ab, was auch Auswirkungen auf das Gewicht hat. Schlanke Menschen haben fast immer einen höheren DHEA-Spiegel als dicke. Denn der Stoff sorgt dafür, dass Fett verbrannt und in Energie umgewandelt wird. Ein Teil davon wird in Testosteron umgewandelt, und dieses besitzt eine anabole, sprich muskelaufbauende Wirkung. Muskeln wiederum verbrauchen auch im Ruhezustand Energie und damit Kalorien. Außerdem sehen definierte Körper immer schmaler aus – und genau das wollen wir Mädels doch!

- Zudem öffnet Testosteron als eine Art Schlüssel die Fettzellen für das Stresshormon Adrenalin und ermöglicht so erst den Fettabbau. Ist davon zu wenig da, kann man sich noch so sehr anstrengen. Die Tür zu den Fettzellen bleibt zu, die Problemzonen, wo und wie sie sind. In den USA bekommt man DHEA-Tabletten in jedem Supermarkt, das habe ich selbst oft gesehen. Aber, Vorsicht! Es handelt sich immer noch um ein Hormon. Und da sollte man sich an Blutwerten und den Rat eines Arztes oder Heilpraktikers halten, auch wenn bisher keine Nebenwirkungen von DHEA bekannt sind. Man kann DHEA-Tabletten im Internet oder in speziellen Apotheken kaufen, auch Salben sind erhältlich. Damit umgeht man den Weg über Leber und Darm, wo ein nicht unerheblicher Teil verloren geht. Als ich einen nachgewiesenen DHEA-Mangel hatte, habe ich pro Tag 25 Milligramm genommen, als Tablette morgens auf nüchternen Magen.

Probieren Sie von diesen Tipps aus, was für Sie passt und lassen Sie sich auch dabei von Arzt oder Heilpraktiker beraten.

Progesteron & Östrogen

Hashimoto zerstört die Schilddrüse – und damit eine »Hormon-Schaltzentrale« im Körper. Kein Wunder, dass da meist auch alle anderen Hormone Probleme machen (mehr dazu in Kapitel 5). Viele Frauen leiden unter einer Östrogendominanz und einem Progesteronmangel. Östrogen sorgt dafür, dass eine Frau zur Frau wird. Es ist verantwortlich für die typisch weiblichen Rundungen an Hüften, Hintern und den Brüsten. Aber ein Zuviel ist nicht nur für die Entstehung von Gebärmutter- und Brustkrebs verantwortlich, sondern sorgt auch für Wassereinlagerungen, Muskelabbau und verschlechtert die Blutzuckerwerte. Die Fettdepots an Hüften und Oberschenkeln wachsen. Das Bindegewebe am Bauch wird dellig, man bekommt vermehrt Cellulite. Alles Dinge, die wir nicht haben wollen – die ich aber zeitweise hatte. Einfach dargestellt lagern Östrogene Fett ein, und Androgene (Testosteron, DHEA) setzen es wieder frei.

Vom Hormon Progesteron haben hingegen viele Frauen (und auch ich) zu wenig. Der Zyklus-Gegenspieler des Östrogens vertreibt das überflüssige Wasser aus dem Körper, verhindert übermäßige Insulinausschüttung und lässt das Fett rund um Hüften und Bauch schmelzen.

Lassen Sie daher bei Ihrem Arzt Östrogen und Progesteron im Blut checken. Ein Östrogen-Progesteron-Verhältnis von 1:100 wäre ideal. Haben Sie lange die Pille genommen, ist das Risiko für eine Östrogendominanz groß. Mit einer bioidentischen Progesteroncreme (Quelle Seite 165) habe ich dieses Ungleichgewicht schnell in den Griff bekommen. Aber Vorsicht: Wahrscheinlich müssen Sie dann Ihre Schilddrüsenhormondosis reduzieren, weil Progesteron die Aufnahme verbessert bzw. verstärkt.

Sport

Bewegung erhöht den Grundumsatz und verbrennt Fett. Bewegung lässt Muskeln wachsen, die zusätzlich Energie verbrauchen. Und: Bewegung macht gute Laune und unterdrückt den Hunger. Und trotzdem denken viele, man könne im Sitzen abnehmen. Dafür müsste man seine Kalorienaufnahme aber dermaßen drosseln, dass der Körper in eine Art Notprogramm umschaltet. Dadurch wird der Stoffwechsel runtergefahren. Und das Gewichtverlieren wird noch schwieriger. Also, runter vom Sofa! Und los geht's!

Ich bin während all der Jahre, egal wie schlecht es mir ging, gejoggt. Mal schneller, mal langsamer. Und auch wenn ich nicht immer dadurch abgenommen habe, ich habe wenigstens meine Muskeln behalten. Die bauen sich nämlich ganz schnell ab, wenn man sich nicht bewegt. Gerade bei uns Frauen ist das ein Problem. Und dann wird Abnehmen noch schwieriger. Mal ganz abgesehen davon, dass ein definierter Körper immer schöner aussieht als ein schwabbeliger. Ich spreche hier nicht von Muskelbergen oder Bodybuilder-Ausmaßen. Sondern von schlanken

Armen, schönen Beinen und einem flachen Bauch. Aber bitte machen Sie sich nicht zu viel Druck. Selbst wenn Sie Ihre Muskeln eventuell im Moment noch nicht so richtig sehen können: Sie sind da! Und das ist das Wichtigste!

Mittlerweile hab ich eine Personal Trainerin, die mich zwei- bis dreimal die Woche für je eine Stunde ordentlich quält. Dadurch wird meine Kondition besser und das Selbstbewusstsein steigt von Mal zu Mal. Aber vor allem macht das Training Spaß – und bringt richtig was. Auch wenn ich unterwegs bin, versuche ich zumindest jeden zweiten Tag, ein bisschen Sport zu machen, ob ich im Hotelzimmer auf dem Boden Sit-ups und Liegestütze mache oder meine Laufschuhe anziehe und eine Stunde durch die frische Luft oder auf dem Laufband jogge – es tut einfach gut. Gerade wenn ich, wie jetzt, viel am Schreibtisch sitze, merke ich, wie eine Runde um die Alster meinen Kopf wieder frei pustet. Egal bei welchem Wetter, ich gönn mir diesen kleinen Luxus für eine Stunde. Kopfhörer auf, Laufschuhe geschnürt und los geht's. Danach eine heiße Dusche. Und mit besserer Laune und geordneten Gedanken kann die Arbeit weitergehen.

Abgesehen davon sollte man Bewegung unbedingt in seinen Alltag einbauen. Treppen laufen anstatt Aufzug fahren. Zu Fuß oder mit dem Rad Besorgungen in der Nähe machen, anstatt für die paar hundert Meter ins Auto zu steigen. Das tut auch dem Geldbeutel gut. Zu viel sitzen macht nicht nur dick, sondern blockiert auf Dauer auch die Verdauung, den Blutfluss im Körper und schädigt das Herz.

Und wie bei fast allem ist Bewegung nur eine Sache der Gewohnheit. Ich muss mich nicht zum Sport aufraffen, weil es einfach zum normalen Programm dazugehört: Dienstag-, Mittwoch- und Freitagmorgen haben meine Trainerin Filiz und ich (meistens) einen festen Termin. Und der darf nur verschoben werden, wenn ich eine glaubwürdige Ausrede habe.

Fangen Sie in kleinen Schritten an, dann ist die Chance umso größer, dass Sie dranbleiben.

Wasser

Wir lesen immer und überall, dass es wichtig ist, viel Wasser zu trinken. Aber kaum einer weiß wirklich, warum. Unser Körper besteht zu 72 Prozent aus Wasser, das Gehirn sogar zu 85 Prozent. Schon ein paar Prozent zu wenig Wasser verursachen Schwindel, Kopfschmerzen, Müdigkeit, Muskelkrämpfe und vieles mehr. Ich spüre sofort, wenn ich vergessen habe, meine Wasserflasche mitzunehmen. Viele aber haben ihr Durstgefühl verloren und müssen sich zum Trinken geradezu zwingen. Fangen Sie noch heute damit an, ich verspreche Ihnen, Sie werden wahre Wunder erleben.

Nach Dr. Peter Lindner, Experte für Übergewicht aus Kalifornien, speichert der Körper so lange Wasser, bis ihm genügend Flüssigkeit zur Verfügung gestellt wird. Es braucht rund vier Liter täglich, bis die vermehrte Ausscheidung beginnt. Die Erhöhung der Trinkmenge muss ganz langsam geschehen. Sonst passiert genau das Gegenteil. Der Körper klammert sich noch mehr an seine Vorräte. Auch das Wann ist wichtig: Ich versuche immer, zwischen Mahlzeit und großer Trinkmenge einen Abstand von ein bis eineinhalb Stunden einzuhalten, damit die Magensäure nicht verdünnt wird. Dadurch käme die komplette Verdauung durcheinander.

Angenehme Nebenwirkung der üppigen Benässung: Das Drüsensystem (Stichwort Hormone!) funktioniert besser, genau wie die Fettverbrennung, der Stoffwechsel und die Verdauung. Der Alterungsprozess wird verlangsamt. Ich fühle mich wacher und leistungsfähiger. Leber und Nieren werden besser gereinigt. Und natürlich nimmt man eher ab, weil man weniger Hunger hat und die durch den Fettabbau freigesetzten Stoffe besser ausgeschieden werden.

Ich trinke pro Tag etwa drei Liter Wasser. Wenn ich mal nicht auf diese Menge komme, bekomme ich sofort die Quittung geliefert: Ich bekomme Kopfschmerzen und mein Körper saugt sich mit dem wenigen, was ich ihm an Flüssigkeit biete, voll wie ein Schwamm. Gerade wenn es beim Abnehmen mal nicht weiter nach unten geht mit dem Gewicht, kann ein Mehr an Flüssigkeit auch den gewünschten Ausschlag geben.

Man kann sogar sehen, ob man genug trinkt: Wenn der Urin fast klar ist, haben Sie die richtige Wassermenge erreicht. Je dunkler der Urin ist, desto dehydrierter ist Ihr Körper, und Sie müssen dringend nachtanken. Aber bitte keinen Alkohol! Auch wenn die Meinungen heute auseinandergehen, was eigentlich zur Trinkmenge gezählt werden kann: Bei mir hat reines, pures, stilles Wasser die beste Wirkung. Tee, verdünnte Säfte oder auch Kaffee gehören für mich nicht dazu. Zuckerhaltige oder Light-Getränke sowieso nicht.

Es gibt übrigens noch andere Ursachen für Wassereinlagerungen: Progesteronmangel (siehe oben), ein zu hoher Cortisolspiegel (siehe oben und Kapitel 5) und Eiweißmangel (zu dem wir jetzt gleich kommen).

Eiweißmangel

Gerade wenn man mithilfe der Steinzeitdiät gefühlt genügend Proteine zu sich nimmt, könnte man meinen, dass dieser Stoff dem Körper definitiv nicht fehlen dürfte. Ich habe selbst erlebt, dass man trotzdem unter Eiweißmangel leiden kann. Der Grund: Wie viele Hashimoto-Patienten habe auch ich immer wieder Probleme mit dem Darm. Durch eine regelmäßig auftretende Fehlbesiedlung mit Clostridien kann der Darm die Nährstoffe nicht richtig aufnehmen. Die Gesamt-Eiweiß-Werte in meinem Blut nahmen bei mir mit der Zeit immer mehr ab. Die Folge waren ein immenser Muskelabbau und Wassereinlagerungen.

Sobald ich länger saß oder die Temperaturen im Sommer stiegen, konnte ich förmlich spüren, wie sich das Wasser in meinen Waden staute. Sie wurden so prall, dass es richtig wehtat. Erst am nächsten Morgen hatte sich das Problem meist verflüchtigt. Auch die Beine hoch zu lagern oder hohe Dosen von Entwässerungstabletten (bitte nicht nachmachen!) brachten über Jahre keine Linderung. Mein Hausarzt empfahl mir vor einiger Zeit MAP-Tabletten, Master Amino Pattern, Aminosäuretabletten. Und das half.

Aminosäuren sind die Bausteine des Lebens und Grundlage unseres Daseins. Das Immunsystem, unsere Muskeln, Haare, Haut und Organe – alles besteht aus Eiweißen, sprich Aminosäuren – brauchen täglich eine gewisse Menge davon, um richtig arbeiten zu können. Ohne Proteine gibt es nachts keine Reparaturen in unserem Körper, werden Zellen nicht erneuert, können wir keine Muskeln aufbauen und der Stoffwechsel läuft auf Sparflamme. Eine Katastrophe, wenn man abnehmen möchte! Leider sind die MAP-Tabletten sehr teuer, aber es gibt bisher keine adäquate, qualitativ gleichwertige Alternative.

Am International Nutrition Research Center (INRC) in Florida hat Professor Dr. Lucà-Moretti das perfekte Aminosäure-Muster für den menschlichen Körper erforscht und aus rein pflanzlichen Stoffen reproduziert. Innerhalb von 23 Minuten werden die acht essenziellen Aminosäuren im Dünndarm aufgenommen und stehen dem Körper zur Verfügung. MAP-Tabletten werden zu 99 Prozent resorbiert, damit fallen nur 1 Prozent Stickstoffe, sprich Abfallstoffe an. Die Nieren werden nicht belastet und der Körper optimal versorgt. Ich habe mit 30 Tabletten über den Tag verteilt begonnen und die Dosis immer weiter runtergeschraubt, weil man schon nach ein paar Tagen im Blut die Veränderung meines Eiweißwertes sehen konnte. Wenn ich viel Sport mache und erkältet bin, schraube ich die Menge ein bisschen hoch. Ansonsten reichen mir dreimal vier Stück pro Tag mittlerweile aus.

Medikamente

Schauen Sie mal in Ihren Pillenschrank. Was findet sich da so alles? Antidepressiva? Betablocker? Diuretika? Beruhigungsmittel? Anti-Diabetes-Medikamente? Sie alle können das Abnehmen unmöglich machen, sie können im Gegenteil sogar zu ordentlicher Gewichtszunahme führen. Auch die Antibabypille oder ganz allgemein Östrogen gehört dazu. Und viele entzündungshemmende Medikamente wie Cortison, in diesem Fall durch Wassereinlagerungen. Cholesterinsenker, sogenannte Statine, senken den Coenzym-Q-10-Wert im Körper und die Umwandlung von T4 in T3. Also, Obacht! Haben Sie eines Ihrer Medikamente in dieser Aufzählung gefunden, sprechen Sie Ihren

Arzt darauf an. Setzen Sie niemals auf eigene Faust ein Mittel ab, weil Sie den Verdacht haben, es wäre verantwortlich für Ihre Gewichtszunahme. Vielleicht finden Sie ja zusammen mit dem Profi eine Alternative.

Nahrungsmittelallergien

Über Allergien und Unverträglichkeiten gegenüber Lebensmitteln habe ich schon ausführlich in Kapitel 5 geschrieben. Sie können auch für eine Gewichtszunahme verantwortlich sein. Ich habe vor allem eine Ei-Allergie. Wenn ich trotzdem morgens vom Rührei nasche, bekomme ich nicht nur Bauchschmerzen und Durchfall, sondern lagere Wasser ein – und habe dann am nächsten Tag ein halbes Kilo mehr auf der Waage. Die gehen schnell wieder weg, wenn ich die Finger von Eiern lasse. Hat man aber mehrere unerkannte Unverträglichkeiten, hat der Körper gar keine Chance, zur Ruhe zu kommen und das Wasser loszulassen. Deshalb bringt ein Verzicht oft richtig viel. Wenn Sie ein Lebensmittel im Verdacht haben, Ihnen nicht gutzutun, verbannen Sie es für einige Tage von Ihrem Speisezettel. Und schauen Sie, ob sich auf der Waage was tut.

Die Ursache für viele Nahrungsmittelunverträglichkeiten ist oft eine gestörte Darmflora. Dadurch wird das Essen nicht richtig verdaut, Nahrungsbestandteile gelangen durch die Darmwände ins Blut – und das Immunsystem schlägt Alarm. Das wiederum erzeugt Stress im Körper. Bei mir sind es regelmäßig auftauchende Clostridien-Stämme, die dieses Debakel auslösen und zu einem Gewichtsanstieg von zuletzt sieben Kilogramm in ein paar Wochen sorgten. Das war natürlich vor allem Wasser, aber fühlte sich trotzdem furchtbar an. Mit einem Stuhltest kann man die

Darmbesiedlung checken lassen und gegebenenfalls reagieren. Im schlimmsten Fall kommen Antibiotika zum Einsatz, aber manchmal helfen auch eine Ernährungsumstellung oder andere, harmlosere Medikamente.

Kleine Helfer beim Abnehmen

Es wird ja viel angepriesen, im Internet, in Frauenzeitschriften, in der Werbung, manchmal auch im Fernsehen. Mittelchen, die man nur schlucken muss – und schon purzeln die Pfunde. Das ist natürlich totaler Quatsch und vor allem rausgeschmissenes Geld. Ich verspreche Ihnen, gäbe es so ein Wundermittel, ich würde es erstens kennen und Ihnen zweitens definitiv auch nicht vorenthalten. Ich gebe zu, ich habe mich auch schon verleiten lassen, unsinnig viel Geld für den ein oder anderen Schlankheitstrunk, für einen Shake oder ein Pulver auszugeben. Und es hat nie irgendetwas gebracht. Auf jeden Fall nicht in Bezug auf mein Gewicht! Ich bin immer wieder zu (für mich) gesundem Essen und Sport zurückgekehrt.

Aber es gibt tatsächlich einige Stoffe, die den Körper beim Abnehmen unterstützen können. Ich schreibe ganz bewusst »können«, denn es gibt zu jedem der folgenden Präparate Studien, die dafür und dagegen sprechen. Wenn man es nicht übertreibt, sind sie alle unschädlich und im schlimmsten Fall einfach wirkungslos, weil der Körper kein Defizit davon hat oder nicht darauf reagiert.

Cayennepfeffer: Weniger Hunger und einen schnelleren Stoffwechsel erreicht man mit der Einnahme von etwa zehn Gramm Cayennepfeffer pro Mahlzeit. Capsaicin heißt der »Wunderstoff«

im scharfen roten Pulver, der dafür verantwortlich ist – und es gibt ihn zum Glück auch in Kapselform. Wer wie ich kein allzu pikantes Essen mag und einen empfindlichen Magen hat, kann darauf zurückgreifen.

Kalzium: Kalzium wird zu 99 Prozent in unseren Knochen gespeichert. Nur 1 Prozent zirkuliert frei im Blut oder in den Zellen. Hier leistet es einen wichtigen Beitrag in dutzenden Stoffwechselvorgängen. Kalzium beeinflusst sogar unsere Stimmung, in Studien wurde nachgewiesen, dass es uns in ausreichender Menge ruhig und entspannt macht. Außerdem weiß man heute, dass ein niedriger Kalziumgehalt die Cortisolproduktion in den Fettzellen steigert. Und genau das ist das Allerletzte, was man möchte, wenn man versucht abzunehmen. Der amerikanische Knochenstoffwechsel-Experte Dr. Robert Heaney von der Creighton Universität in Nebraska geht sogar so weit zu behaupten, dass man mit einer täglichen Dosis von 1000 bis 1500 Milligramm Kalzium das Übergewicht um 60 bis 80 Prozent senken könnte. Und dabei wäre es egal, ob man Kalzium aus Tabletten oder der Nahrung zu sich nähme. Und da Kalzium eines der günstigsten Supplements ist, die man in Drogerien bekommen kann, und da es so gut wie keine Nebenwirkungen gibt, habe ich das Mineral in meinen täglichen Speiseplan mit aufgenommen.

Coenzym Q10: CoQ-10 ist eine Antioxidantie, die den Mitochondrien, den Kraftzentralen unserer Zellen, hilft, all die Energie zu produzieren, die sie für ihre Funktionen braucht. Nur wenn der Wert im Optimum liegt, kann der Körper die benötigte Energie bereitstellen und einen funktionierenden Stoffwechsel gewährleisten. Ich nehme täglich 200 Milligramm, das empfohlene Minimum.

CLA: Konjugierte Linolsäure (CLA) wird von Bodybuildern bevorzugt, weil in diversen Studien bewiesen wurde, dass es hilft, Körperfett zu reduzieren und gleichzeitig schlanke Muskelmasse aufzubauen. Drei bis vier Gramm pro Tag steigern die Stoffwechselrate, was gerade uns Schilddrüsenpatienten zugutekommt. Besonders auf das ungesunde abdominale Fett (Unterleibsfett) hat CLA es abgesehen. Das wächst vor allem bei einem Hormonungleichgewicht an, unter dem Hashimoto-Patienten ja definitiv leiden. Ich nehme die braunen ölgefüllten Kapseln immer mal wieder kurmäßig über ein paar Wochen ein und habe gute Erfolge damit erzielt.

Grüner Tee: Dass grüner Tee gesund ist, haben die meisten von uns schon mitbekommen. Aber hier soll es ja nicht (nur) um Anti-Aging-Wirkung gehen, sondern vor allem ums Abnehmen. Grüner Tee und die daraus hergestellten Tabletten enthalten Epigallocatechingallat (EGCG). Dieser Substanz werden viele gesundheitsfördernde Wirkungen zugesprochen, die weitestgehend auch wissenschaftlich bewiesen sind. Eine dieser positiven Fähigkeit ist, die thermogenen Fettverbrennungsaktivitäten des Körpers zu aktivieren, sprich: Durch erhöhte Wärmeproduktion wird Fett verbrannt. Und dafür muss man sich nicht mal zusätzlich sportlich betätigen. Aber Vorsicht: Manche reagieren auf das Koffein im grünen Tee mit Zittern, Kopfschmerzen und Schlafstörungen. Aber wenn man es nicht übertreibt und den Tee oder die Kapseln nicht gerade vorm Schlafengehen zu sich nimmt, kann man den positiven Effekt für sich nutzen.

Wenn Sie Tabletten oder Kapseln mit Grüntee-Extrakt kaufen, achten Sie auf den Polyphenol- oder EGCG-Gehalt. Denn nur der hat den fettverbrennenden Effekt, den wir ja mit der Einnahme unterstützen wollen. Ich kaufe die »Grüne Tee Kapseln« in Läden für Sportlernahrungsergänzungsmittel (Quellen siehe S. 165).

Hoodia: Den Tabletten aus dem in der Kalahari beheimateten Kaktus bin ich zum ersten Mal vor zehn Jahren im Südafrika-Urlaub begegnet. In Kapstadt bekommt man das Mittel in jeder Drogerie und Apotheke. Früher nutzten die Menschen die Hunger unterdrückende Wirkung der Pflanze auf langen Märschen und in Zeiten, in denen Essen knapp war. Die Wirkung ist mittlerweile wissenschaftlich bewiesen. Allerdings muss man bei uns schon ein wenig suchen, um ein reines Hoodia-Präparat zu bekommen. 400 Milligramm vor der Mahlzeit eingenommen wirken bei mir sehr gut. Einen Versuch ist es allemal wert, wenn Sie eine Abnehm-Unterstützung suchen, die nachweislich keine Nebenwirkungen hat.

5-htp: 5-Hydroxytryptophan ist eine Vorstufe des Glückshormons Serotonin. Das wird im Körper unter anderem dann gebildet, wenn wir Schokolade oder Bananen zu uns nehmen. Fehlt Serotonin, bekommen wir also umso leichter Heißhunger auf Süßes. Studien haben belegt, dass eine tägliche Einnahme von 8 Milligramm 5-htp pro Kilogramm Körpergewicht die Kalorienaufnahme automatisch so reduziert, dass man abnimmt. Und das, ohne sich beim Essen bewusst einzuschränken. Ich nehme mittags auf nüchternen Magen 400 Milligramm. Mir hat 5-htp auch zu einem besseren Schlaf verholfen, da Serotonin abends auch in Melatonin, das Schlafhormon, umgewandelt wird. Da 5-htp wie ein Hormon wirkt, sollten Sie eine Einnahme mit Ihrem Arzt besprechen. Und: Die Wirkung von Antidepressiva kann durch das Mittel beeinträchtigt werden.

Magnesium: Magnesium ist an über 300 Stoffwechselfunktionen, unter anderem an der Proteinsynthese (Aufbau von Muskelgewebe) und an der Energiebereitstellung beteiligt. Daher spricht man bei Magnesium vom »Salz des Lebens«. Sobald man Stress hat, steigt der Bedarf um ein Vielfaches. Magnesiummangel kann unter anderem auch Verstopfung auslösen. Es gibt unterschiedliche Magnesiumverbindungen in der Apotheke zu kaufen. Magnesiumgluconat, -citrat und -aspartat werden als besonders bioverfügbar bezeichnet, sind also vom Körper gut zu verwerten. Aber das scheint bei jedem anders zu sein. Ich habe zig Produkte aus Apotheken, Drogerien und aus dem Internet ausprobiert – ohne Wirkung. Ich hatte Verspannungen im Nacken, Muskelticks am Auge, Krämpfe in den Füßen beim Autofahren und beim Sport. Und nichts half. Im Italienurlaub habe ich dann zufällig in einer Apotheke Magnesiumpicolat gefunden. Das hat sofort gewirkt, ist in Deutschland aber nur schwer zu bekommen. Aber immerhin bin ich die Probleme jetzt los.

Probieren Sie aus, welches Präparat bei Ihnen wirkt – und welche Dosis Sie benötigen, etwa 600 bis 1200 Milligramm werden empfohlen. Bei einer Überdosierung bekommt man sofort Durchfall. Nicht schlimm, aber ein sicheres Zeichen, beim nächsten Mal weniger zu sich zu nehmen.

Mariendistel: Viele kennen die Mariendistel als Leberschutzpflanze, zu Recht! Sie hilft unserem Entgiftungsorgan Nummer eins bei der Arbeit, verbessert die Fettverbrennung und den Abbau von Medikamenten und anderen Substanzen. Gerade beim Abnehmen muss die Leber besonders hart arbeiten und ist dankbar für jede Unterstützung. Man kann Mariendistel-Extrakt-Tabletten in der Drogerie oder Apotheke kaufen. Ich habe sehr gute Erfahrung mit »Carduus marianus« Urtinktur von Ceres gemacht. Ich nehme dreimal täglich fünf Tropfen, seitdem sind meine Leberwerte optimal.

Pyruvat: Bei Pyruvaten handelt es sich um Salze der Brenztraubensäure, die wiederum als Zwischenprodukt der Glykolyse ein Verbindungsglied zwischen Aminosäuren- und Glukosestoffwechsel darstellt. Als Endprodukt des Glukosestoffwechsels bildet sich Pyruvinsäure, deren Anion das sogenannte Pyruvat darstellt. Natürliche Quellen sind rohe Äpfel, Rotwein, manche Käsesorten und dunkles Bier. Aber: Es gibt zum Glück auch Tabletten! Denn man muss schon größere Mengen reines Pyruvat zu sich nehmen, um eine Wirkung zu erzielen: Ich nehme etwa fünf Gramm über den Tag verteilt vor den Mahlzeiten ein.

Forschungsergebnisse deuten darauf hin, dass Pyruvat durch die Verbrennung von Fett nicht nur eine sehr gute Wirkung bei der Gewichtsreduktion zeigt, sondern auch für höhere Leistung im Training sorgt, weil es die Muskelausdauer ansteigen lässt. Neben der positiven Wirkung bei der Gewichtsabnahme verbessert Pyruvat den Transport von Glukose und Protein in die Muskelzellen und steigert damit das Leistungsniveau im Training. Und diese Wirkung habe ich tatsächlich schon gespürt.

Taurin: Die Aminosäure hat vielfältige Funktionen im Körper. Sie unterstützt die Leber bei der Entsorgung von Toxinen. Außerdem hat sie eine leicht entwässernde Wirkung. Dass sie wach macht, ist nicht wissenschaftlich bewiesen, auch wenn Taurin gern und oft in Energydrinks verwendet wird. Ich nehme morgens zum Frühstück 500 Milligramm.

Vitamin C: Vitamin C kann den Körper beim Abnehmen unterstützen. Es ist auf jeden Fall einen Versuch wert. Untersuchungen haben ergeben, dass Probanden nach einer Vitamin-C-Infusion immerhin 100 Kalorien am Tag mehr verbrannt haben als zuvor. Eine Studie mit Marathonläufern, die täglich 1500 Milligramm Vitamin C zu sich nahmen, ergab, dass diese 30 Prozent weniger Cortisol im Blut hatten als ihre Kollegen, die nur Placebo bekommen hatten. Wenn man allerdings zu viel auf einmal zu sich nimmt, besteht die Gefahr für Durchfälle und Bauchkrämpfe. Deshalb empfiehlt es sich, mit 500 Milligramm pro Tag zu starten und in 500er-Schritten nach oben zu gehen, bis man merkt, es reicht. Die Grenze liegt bei jedem woanders. Manche vertragen nur zwei Gramm, andere bis zu fünf. Der Vitamin-Forscher und Nobelpreisträger Linus Pauling nahm sogar jeden Tag 18 Gramm Vitamin C zu sich – und starb 1994 mit immerhin 93 Jahren!

In Drogerien bekommt man günstig Ascorbinsäurepulver, Lutschtabletten oder hochdosierte Tabletten zum Schlucken. Ich nehme am liebsten Acerolatabletten. Das Vitamin C aus dieser Kirschart wird gut vom Körper aufgenommen.

L-Carnitin: Studien beweisen, dass vielen Übergewichtigen L-Carnitin fehlt. Der Körper kann nur etwa 20 bis 25 Gramm davon speichern, den Rest muss er aus den Aminosäuren Lysin und L-Methionin selbst bilden. Sportler wissen um die positive Wirkung von L-Carnitin: Es hilft, Fett in Energie umzuwandeln, kann aber noch viel mehr.

Leider kommt es hauptsächlich in rotem Fleisch vor, vor allem in Lammfleisch. Durch die von der Natur nicht so vorgesehene

Fütterung mit Getreide und Soja ist der L-Carnitingehalt in diesen tierischen Produkten extrem zurückgegangen. Ein L-Carnitin-Mangel aber macht müde – und dick. Das liegt daran, dass die Zellen unseres Körpers, besser gesagt, die Mitochondrien als Kraftwerke der Zellen, L-Carnitin benötigen, um Fett effektiv zu verbrennen. Es transportiert die Fettsäuren in eben diese Mitochondrien, wo sie zur Energiegewinnung verbraucht werden. Darüber hinaus schützt L-Carnitin aber auch als Antioxidans unser Herz und stärkt das Immunsystem. Es senkt die Cholesterin- und Triglyzeridspiegel, wirkt gegen chronische Müdigkeit und unter anderem auch gegen das prämenstruelle Syndrom. Außerdem spielt es im Bereich Anti-Aging eine wichtige Rolle.

L-Carnitin beeinflusst auch das Wohlbefinden positiv, verbessert die Durchblutung und hilft, das Hungergefühl in einem normalen Rahmen zu halten. Die Energie, die der Körper dank dieser wunderbaren Substanz zur Verfügung hat, kann er für neue Zellen, zur Abwehr von Krankheitserregern und/oder für sportliche Leistungen nutzen.

Wissenschaftler raten zu einer täglichen Aufnahme von 500 bis 2000 Milligramm pro Tag. Während einer Diät sollte man sogar 1000 bis 4000 Milligramm zu sich nehmen. Ich splitte meine Dosis von 3000 Milligramm in zwei Portionen, für morgens und abends. Zum Frühstück kombiniere ich die Tabletten mit Leinöl, einer wertvollen Omega-3-Fettsäuren-Quelle, da der Körper zum Abnehmen dringend auch genügend davon braucht.

Ich kaufe meine L-Carnitin-Vorräte immer in einem Laden für, sagen wir mal: Sportlernahrungsergänzungsmittel. In Wirklichkeit decken sich vor allem Bodybuilder dort mit Eiweißpulvern und anderen Mittelchen ein. Aber auch wenn man es ihnen nicht zutraut: Diese Muskelprotze wissen meist sehr, sehr gut über ihren Körper und die Vorgänge darin Bescheid. Auf jeden Fall kennen Bodybuilder schon lange die positive Wirkung von L-Carnitin auf den Muskelauf- und Fettabbau. Und warum soll man sich das nicht zunutze machen?

Zink: Schränkt man seine Kalorienaufnahme ein oder fängt gar an zu fasten, senkt der Körper automatisch die Umwandlung der Schilddrüsenhormone T4 in das stoffwechselaktive T3. Um dem vorzubeugen, sollte man zur täglichen Seleneinnahme (siehe Kapitel 4) unbedingt Zink zu sich nehmen. Ich nehme 15 Milligramm, das unterstützt zudem die Abwehrkräfte. Schon ein geringer Zinkmangel kann den Testosteronwert sinken lassen. Und Testosteron ist auch für Frauen unerlässlich für den Muskelaufbau und -erhalt (siehe oben).

> **Depressive Verstimmungen**
>
> Im Laufe einer Hashimoto-Erkrankung, oft schon lange vor der eigentlichen Diagnose, leiden viele Betroffene unter Stimmungsschwankungen, Panikattacken und Depressionen. Und viele Ärzte sind sehr schnell dabei, Antidepressiva zu verschreiben. Dass diese Tabletten das Problem allerdings nicht lösen, im Gegenteil oft noch größer machen, scheint ihnen nicht nachvollziehbar. In den meisten Fällen ist das natürlich Ausdruck der Hilflosigkeit dieser Mediziner angesichts der Komplexität der auftretenden Symptome. Ich selbst war mehr als einmal kurz davor, ein solches Rezept in die Hand gedrückt zu bekommen. Aber ich war mir immer sicher, dass es meiner Psyche schlecht geht, weil irgendetwas mit meinem Körper nicht stimmt. Und diese Ursache wollte ich aufgedeckt und ausgeräumt wissen. Nur meine Seele zu

betäuben, schien mir nie die richtige Lösung.

Vor einiger Zeit bekam ich plötzlich Panikattacken. Und das auch noch zwischen Weihnachten und Silvester, an den Tagen, an denen man garantiert keinen seiner Ärzte erreichen kann. Ich kannte solche intensiven Angstgefühle nicht, die langsam mir aufstiegen, innerhalb kürzester Zeit die Macht über meinen Körper übernahmen und mich lähmten. Ehrlich gesagt war ich kurz davor, in eine Notarztpraxis zu fahren und mir eine Tablette dagegen geben zu lassen. Aber ich habe diesen Zustand ausgehalten und nur kurze Zeit später war klar, dass der Auslöser eine Histaminintoleranz war, die von einer zu großen Anzahl von Fäulnisbakterien in meinem Darm ausgelöst wurde. Seitdem kann ich verstehen, dass manche Menschen dankbar sind, mit einer kleinen Pille solch eine Situation, die einen in den Grundfesten erschüttert, schnell lösen zu können.

Ich möchte zum Thema Depression hier auch keine Ratschläge geben, weil das wirklich eine ernste, lebensverändernde Krankheit ist, die in professionelle medizinische und psychologische Hände gehört. Aber ich möchte Ihnen einige Informationen geben, anhand derer Sie eventuell die Auslöser für diese Beschwerden finden können (wenn Sie denn darunter leiden).

Wie schon erwähnt, können Entzündungen im Darm (oder irgendwo sonst im Körper) oder eine Fehlbesiedlung das Immunsystem und den ganzen Organismus so durcheinanderbringen, dass dies auch auf die Psyche Einfluss nimmt. Serotonin, das Glückshormon, wird im Darm gebildet. Läuft in diesem Organ etwas schief, kann die Serotonin-Produktion vermindert sein, die Stimmung leidet dann automatisch. Diesen Wert kann man im Blut checken lassen.

Ein Vitaminmangel kann ebenfalls Auslöser für Depressionen sein. Genau wie zu wenig Progesteron, Testosteron und DHEA – und das bei Männlein und Weiblein.

Und natürlich lähmt eine Schilddrüsenunterfunktion die

gute Laune. Ein Grund mehr, diese Krankheit so schnell wie möglich in den Griff zu bekommen. Und damit Ihr Leben! Geben Sie nicht auf. Es gibt eine Lösung! Und die heißt hundertprozentig nicht Antidepressiva.

KAPITEL 8

Entgiften! Den Körper »ausmisten«! Ihre Leber wird es Ihnen danken

Dieses Kapitel rund um das Thema Entgiftung steht ein wenig abseits hier hinten im Buch. Aber es ist nichtsdestotrotz eines der wichtigsten! Denn wie schon in Kapitel 2 beschrieben, gehen viele Experten, die sich ernsthaft und ganzheitlich denkend mit den Krankheiten unserer heutigen Gesellschaft auseinandersetzen, davon aus, dass die vielen Autoimmunerkrankungen, zu denen auch Hashimoto gehört, in den meisten Fällen auf die große Umweltverschmutzung und ihre Folgen zurückzuführen sind. Sprich, wir vergiften uns Tag für Tag selbst. Aber: Man kann auch gar nichts dagegen tun! Denn zum Beispiel Plastikreste sind mittlerweile in jedem Fisch, der aus irgendeinem Meer gefischt wird, zu finden. Gifte aus der Luft lagern sich in den Böden ab und gelangen so unmittelbar in Gemüse, Getreide, Obst und andere pflanzliche Lebensmittel. Und so in unseren Körper und den unserer Kinder. Ganz zu schweigen von den Weichmachern und anderen Stoffen, die aus Plastikflaschen und anderen Verpackungen an die darin befindlichen Speisen und Getränke abgegeben werden.

Der Körper kann diese Gifte nicht bekämpfen oder auflösen, also lagert er sie irgendwo im Fettgewebe (auch in dem der Organe) ab. Und diese Organe bekämpft dann das Immunsystem fälschlicherweise. Bei uns Hashimoto-Patienten ist es die Schilddrüse, die so zerstört wird. Einerseits muss man natürlich die daraus resultierenden Symptome und aufschwelenden

Beschwerden therapieren. Aber man muss der ganzen Dramatik auch den Nährboden nehmen. Das bedeutet: Entgiften! Entgiften! Entgiften!

Leider dominiert in Deutschland und anderen westlichen Ländern unter Ärzten vor allem die Schlüsselloch-Diagnostik und -Therapie. Das bedeutet, man erkennt eine Erkrankung, ein Symptom und behandelt es unabhängig vom Rest des Körpers. Wie wir schon früher im Buch gesehen haben, hängt in diesem komplexen System Mensch aber alles irgendwie direkt oder indirekt miteinander zusammen. Deshalb kann man nichts exklusiv betrachten, sondern muss immer auch in andere Bereiche schauen. Wenn Sie nicht gerade einen sehr aufgeschlossenen und weiter denkenden Arzt erwischt haben, wird er Sie bei solchen Zusammenhängen verständnislos anschauen. Deshalb ist es umso wichtiger, dass Sie selbst aktiv werden. Und das Thema Reinigen und Entgiften ist ein guter Anfang – und auch relativ unproblematisch, selbst umzusetzen.

Ich war immer schon ein großer Fan von Reinigungskuren – und das bereits weit vor meiner Hashimoto-Erkrankung. Mit Anfang 20 habe ich zum ersten Mal gefastet. Fünf Tage ohne feste Nahrung, nur ab und an mal ein Schlückchen Mangosaft, wenn der Kreislauf zu sehr schwächelte. Das war eine unglaubliche Erfahrung, körperlich wie emotional. So eine Kur braucht allerdings Zeit, Ruhe und eine ordentliche Vor- und Nachbereitung. Und auch ich kann das nicht immer in meinen Terminplan einbauen. So habe ich mich auf die Suche nach Alternativen gemacht. Ich wollte die gleichen Ergebnisse ohne großen Aufwand: eine strahlend reine Haut, leuchtende Augen, neue Energie, besseren Schlaf und gute Laune. Ich wollte meinen Körper von den

Rückständen all der Medikamente befreien, die ich in den letzten Jahren einnehmen musste. Und: Ich wollte den Folgen von Hashimoto die Basis entziehen, sich in immer weiteren Dramen in meinem Körper auszubreiten und noch mehr Schaden anzurichten.

Nach und nach bin ich auf verschiedene Methoden gestoßen, die mal aufwendiger, mal einfacher durchzuführen sind. Und die unterschiedlich wirken. Aber eines haben sie alle gemeinsam: Man fühlt sich danach besser. Der Körper atmet geradezu auf. Wenn Sie sich müde, schwerfällig und träge fühlen und das Gefühl haben, aus dem Teufelskreis der immer neu auftretenden Beschwerden nicht ausbrechen zu können, dann probieren Sie eine dieser Kuren doch mal aus. Auch wenn Sie Ihre Ernährung umstellen, kann so eine Reinigungskur den nötigen positiven Push in die richtige Richtung geben. Aber ganz egal, was Ihr Antrieb ist: Ihre Leber, Ihre Niere und Ihr Darm werden es Ihnen auf jeden Fall danken!

Schüßler-Salze

Die Therapie mit Schüßler-Salzen wurde vom Homöopathen und Arzt Wilhelm Heinrich Schüßler (1821–1898) entwickelt. Er ging davon aus, dass Krankheiten allgemein durch Störungen des Mineralhaushalts in den Körperzellen entstünden. Es gibt zwölf sogenannte Funktionsmittel, die alle bestimmte Wirkungsbereiche abdecken. Zum Anregen des Stoffwechsels und zum Entschlacken habe ich immer die Salze Nummer 4, Nummer 8, Nummer 9 und Nummer 10 vorrätig.

Ich nehme davon jeden Tag je fünf Tabletten und lasse sie langsam nacheinander im Mund zergehen. Wichtig ist, danach ein großes Glas Wasser zu trinken. Diese Methode ist einfach in den Alltag einzubauen, perfekt für Menschen, die viel unterwegs sind oder nicht viel Zeit haben. Man spürt relativ schnell, dass sich im Körper etwas bewegt und die Entgiftung beginnt. Die Tabletten bekommt man in so gut wie jeder Apotheke. Für Menschen mit Lactoseintoleranz gibt es auch Globuli und Tropfen.

Man sollte schon ein paar Wochen dabeibleiben, da der Körper Zeit braucht, den Mineralienmangel auszugleichen und in Balance zu kommen. Am besten wiederholt man die Kur zweimal im Jahr.

Schüßler-Salze zur Entgiftung

Nr. 4 *Kalium chloratum* hilft Giftstoffe abzubauen, lindert Heißhunger und wirkt Schlappheit entgegen.
Nr. 8 *Natrium chloratum* reguliert den Flüssigkeitshaushalt im Körper, hilft Stoffwechselprodukte abzutransportieren und führt zu einer äußerst sanften Ausscheidung.
Nr. 9 *Natrium phosphoricum* hilft gegen Cellulite, stärkt die Lust auf Bewegung und sorgt für einen besseren Abbau von Giftstoffen.
Nr. 10 *Natrium sulfuricum* fördert den Fettstoffwechsel, stärkt die Verdauung und den Kreislauf.

DOL ALEX Kalzium & Magnesium

Das weiße Pulver enthält die für den Menschen bestmöglich verwertbare Zusammensetzung von Kalzium und Magnesium im Verhältnis 2:1. Es ist frei von Zusatz- und Aromastoffen sowie Rieselhilfen aller Art. Der Ur-Mineralstoff wird geschützt und schonend unter der Erde abgebaut und wirkt remineralisierend, entsäuernd, entschlackend und ausleitend. Ich nehme morgens zwei Teelöffel in stillem Wasser mit ein paar Spritzern Zitronensaft, Orangensaft geht genauso. Die Fruchtsäure verbessert den Geschmack und fördert die Kalziumaufnahme im Körper.

Mir tut dieses Naturprodukt einfach gut, andere berichten von immensen Verbesserungen ihrer Muskelschmerzen, Leber- und stressbedingter Beschwerden. Bei anderen verschwinden nach einigen Tagen ständige Kopfschmerzen und Migräne komplett. Da Magnesiummangel bei Hashimoto-Patienten besonders oft auftritt, viele keine Milchprodukte vertragen und daher die Kalziumzufuhr nicht gesichert ist, ist DOL ALEX meiner Meinung nach die beste Alternative zu handelsüblichen Mineralpräparaten.

Zeolith

Zeolith ist ein natürlich vorkommendes vulkanisches Gestein, das feinst zermahlen wird und durch seine spezielle Struktur und Oberflächenbeschaffenheit dann große Mengen Giftstoffe an sich binden kann, wie ein Schwamm. Das geschieht vor allem im Magen-Darm-Trakt, bevor die Toxine in den Blutkreislauf gelangen können. Über den Enddarm werden sie anschließend ausgeleitet. Zusätzlich zu dieser Entgiftungsfähigkeit gibt

Zeolith dem Körper dringend nötige Mineralien wie zum Beispiel das lebenswichtige Silizium zurück.

Silizium aktiviert den Zellaufbau, hemmt den Alterungsprozess und ist für die Elastizität und Festigkeit der Blutgefäße wichtig. Es wirkt zudem entzündungshemmend, stärkt das Immunsystem und beschleunigt die Wundheilung. Es gilt als Antioxidans und sorgt für einen guten Stoffwechsel. Glänzendes Haar sowie feste und gesunde Fingernägel gehen ebenso auf das Konto von Silizium. Wichtig vor allem für Frauen: Fehlt dem Körper Silizium, so lassen die Elastizität und Feuchtigkeit der Haut und des Bindegewebes deutlich nach.

Zeolith wird als gräuliches Pulver verkauft und in körperwarmem Wasser aufgelöst. Man nimmt es mit einstündigem Abstand zu Lebensmitteln und Medikamenten auf leeren Magen zu sich. So gelangt es innerhalb von ein paar Minuten durch den Magen in den Darm und kann dort seine komplette heilende und reinigende Wirkung entfalten. Ich nehme immer einen gestrichenen Teelöffel, das reicht schon aus.

Mein Favorit ist *Zeobent*, eine günstige Alternative zu vielen überteuerten Mitteln aus der Apotheke mit der gleichen wirkungsvollen Zusammensetzung. Dieses Produkt verbessert auch noch die Verdauung, viele fühlen sich nach der Einnahme einfach wohler.

Phönix-Kur

Die PHÖNIX Entgiftungstherapie vitalisiert die wichtigsten Entgiftungs- und Ausscheidungsorgane und aktiviert den Stoffwechsel. Ziel ist es, Giftstoffe, die sich im Bindegewebe und in den Körperzellen eingelagert haben, schonend über Leber, Niere, Haut, Lymphsysteme und Schleimhaut auszuleiten. Dadurch werden Funktion und Stoffwechsel aller Zellen im Körper und damit das Wohlbefinden verbessert.

Im Drei-Tages-Rhythmus wird zwischen drei unterschiedlichen Tropfen gewechselt:

Erster bis dritter Tag: Phönix Silybum spag. (3 x 60 Tropfen)

Vierter bis sechster Tag: Phönix Solidago spag. (3 x 60 Tropfen)

Siebter bis neunter Tag: Phönix Urtica-Arsenicum spag. (3 x 20 Tropfen)

Jeden Tag zudem: Phönix Thuja-Lachesis spag. (3 x 20 Tropfen)

- PHÖNIX Silybum spag. aktiviert die Stoffwechselprozesse in der Leber und fördert eine Normalisierung der Zusammensetzung des Gallensekrets, zudem hat es einen anregenden Effekt auf die Darmtätigkeit.
- Durch PHÖNIX Solidago spag. werden verstärkt toxische Stoffe über die Nieren ausgeschieden, indem die Durchblutung in diesen Organen angeregt und so eine erhöhte Filtrationsleistung erzielt wird.
- PHÖNIX Urtica-Arsenicum spag. löst die im Fett-, Binde- und Nervengewebe eingelagerten Gifte, die später über die Haut und Schleimhäute ausgeschieden werden.
- PHÖNIX Thuja-Lachesis spag. verbessert die Arbeit des körpereigenen Lymphsystems. Dadurch kommt es zur Regene-

ration der Immunfunktion und zum verbesserten Transport der Toxine aus dem Gewebe über das Blut und zu den Entgiftungs- und Ausscheidungsorganen Leber, Niere, Haut und Schleimhaut.

Während der gesamten Ausleitungstherapie sollten Sie zusätzlich zu dem, was sie ohnehin trinken, noch etwa 1,5 Liter stilles Mineralwasser aufnehmen, damit die gelösten Abfallstoffe über die Ausscheidungsorgane zügig und ohne große Nebenwirkungen ausgeleitet werden können. Die Tropfen bestellt man in der Apotheke oder (meist günstiger) im Internet.

Colon-Hydro-Therapie

»Der Tod sitzt im Darm«, das wussten schon die alten Chinesen. Und genau da sammelt sich über die Jahrzehnte ganz schön was an Unrat und Altlasten an. Wer sich und seinem Körper etwas richtig Gutes tun möchte, kann sich bei einem Heilpraktiker oder Arzt eine Colon-Hydro-Therapie gönnen. Das ist eine Art Einlauf mit unglaublicher Wirkung! Man wird praktisch von innen heraus porentief rein gewaschen. Keine Angst, das läuft völlig schmerz- und geruchsfrei ab, auch wenn diese Methode den ein oder anderen erst einmal Überwindung kosten wird.

Durch ein rektal eingeführtes Rohr wird körperwarmes Wasser in den Darm geleitet. Währenddessen massiert der Therapeut den Bauch, damit das Wasser bis in die letzte Verästelung des Dickdarms gelangen kann und der Lymphfluss der Darmwände angeregt wird. Gleichzeitig läuft das Wasser samt gelöstem Darminhalt durch ein durchsichtiges, geschlossenes System wieder heraus. Bei den modernen Geräten ist eine beleuchtete Röhre angebracht, in der man genau sehen kann, was herauskommt. Und das ist wirklich erstaunlich: schwarze Steine, feiner Gries, Ablagerungen aller Art – Schlacken, die die Darmschleimhaut überzogen und damit am Arbeiten gehindert haben, und das meist Jahrzehnte lang! Nach etwa 45 Minuten ist die Sitzung zu Ende. Man fühlt sich leicht, vielleicht ein wenig wackelig auf den Beinen. Die Wangen sind rosig. Am besten gönnt man sich direkt danach ein Päuschen auf dem Sofa.

Ich habe gerade auch eine Colon-Hydro-Kur hinter mir, acht Sitzungen. Und Annika, die entzückende Heilpraktikerin, zu der ich einmal pro Woche gefahren bin, ist eine Meisterin der Bauchmassage. Außerdem hatte sie den Dreh raus, wie man mit Temperaturveränderungen des Wassers den Darm dazu bewegen kann, noch mehr Müll abzugeben.

Schon nach ein paar Sitzungen kehren Vitalität und gute Laune zurück, (Lebensmittel-)Allergien können verschwinden, die Verdauung verbessert sich, Hauterkrankungen schwinden. Die Leber profitiert von dieser Therapie, und vielen Migränepatienten und Menschen mit Depressionen kann mit dieser Methode geholfen werden.

Alternativmediziner empfehlen gerade chronisch Kranken die Colon-Hydro-Therapie, in den USA gehört sie bei Krebspatienten schon zum Standardprogramm. Sie stammt eigentlich aus der US-Raumfahrtforschung und dient in Raumgleitern den Kosmonauten noch heute als saubere Methode der Stuhlentleerung.

Gesetzliche Krankenkassen übernehmen die Kosten in der Regel nicht, private je nach Vertragsinhalt schon.

Chlorophyll & Gerstengrassaft

Chlorophyll, vereinfacht gesagt das Blattgrün der Pflanzen, wird manchmal auch »flüssiges Licht« genannt. Es stoppt den Stoffwechsel von Giftstoffen im menschlichen Körper und entsäuert – das vor allem im Verdauungstrakt. Gerste entgiftet zusätzlich den Darm, wirkt stark basisch und unterstützt unter anderem die Wirkung von Leber und Bauchspeicheldrüse, unseren klassischen Entgiftungsorganen. Diese beiden Stoffe, Chlorophyll und Gerste gibt es vereint in einem Produkt: *PhytoLife*, einem dunkelgrünen Saft mit Minzgeschmack. Davon nehme ich morgens und abends auf möglichst leeren Magen einen Esslöffel in einem Glas stillem Wasser. Schmeckt super frisch – und verbessert die natürliche Entgiftung meines Körpers. Die Flasche (740 Milliliter) kann man im Internet bestellen.

Alpha-Liponsäure

»Liponsäure ist eines der mächtigsten Antioxidantien, die der Mensch kennt!« Das sage nicht ich, sondern der führende Antioxidantienforscher der Welt, Dr. Lester Packer, Professor für molekulare Zellbiologie an der berühmten Berkeley-Universität. Alpha-Liponsäure sorgt nicht nur dafür, dass wir weniger schnell altern, sondern ist auch ein wichtiges Hilfsmittel, wenn es um die Entgiftung des Organismus geht: Es gibt neben der Mariendistel kaum ein besseres Mittel, um die Leber zu schützen. Und: Es steigert die körpereigene Glutathion-Bildung. Glutathion wiederum bindet Gifte im Verdauungstrakt und ist Katalysator für viele Entgiftungsenzyme in unserem Körper. Bei vielen Autoimmunerkrankten ist der Glutathionspiegel zu niedrig. Alpha-Liponsäure kann da auf sanfte Art und Weise Abhilfe schaffen. Ich nehme 600 Milligramm täglich in Form von Kapseln. Da mein Magen manchmal etwas empfindlich reagiert, schlucke ich die Tabletten zum Essen.

Vitamine, Vitamine, Vitamine!

Kein Körper kann richtig entgiften, wenn ihm die lebenswichtigen Vitamine fehlen. Achten Sie deshalb unabhängig von den vorausgegangenen Vorschlägen immer darauf, dass Sie ausreichend versorgt sind! Ganz wichtig ist hierbei das Entgiftungsvitamin schlechthin, Vitamin C! Es macht die Gifte wasserlöslich und erleichtert so den Abtransport. Aber auch Zink, die Palette an B-Vitaminen, Selen, Vitamin E und Magnesium sollten nicht fehlen. Lassen Sie im Zweifel einen potenziellen Mangel im Blut feststellen, bevor Sie zu Ergänzungsmitteln greifen.

Schlusswort

Loslassen fällt mir schwer. Das tat es schon immer. Einerseits ist das ein Vorteil, weil ich mit mehr Ausdauer auf ein Ziel hinarbeiten kann, als es vielleicht ein anderer tun würde. Ich bin mir sicher: Hätte ich diesen langen Atem und eben auch diesen Dickkopf an mancher Stelle nicht gehabt, ich wäre heute nicht da, wo ich jetzt – gesundheitlich – stehe. Ich möchte gern aus allem das Beste rausholen: aus meinem Job, meiner Partnerschaft, meinem Körper, meiner Figur, aus mir selbst ...

Aber dank Hashimoto (ich hätte nie gedacht, dass ich jemals einen Satz so beginnen würde!) habe ich gelernt, dass es manchmal einfach so gut ist, wie es gerade ist. Dass ich mich auch morgen oder nächste Woche wieder anstrengen kann, um etwas zu verändern. Und heute einfach nur mal genießen sollte, wie das Leben so ist. Und eigentlich ist es gut zu mir, wenn ich ganz ehrlich bin.

Ich habe gelernt, mit meinem Körper zu leben und nicht gegen ihn. Lange Zeit war er mein Feind – unbeherrschbar, manchmal böse. Und ich stand ihm machtlos gegenüber und versuchte oft genug, auch mit unlauteren Mitteln, ihn niederzuringen. Mittlerweile weiß ich, dass es gar nicht darum geht, ihn zu beherrschen, sondern ihm etwas Gutes zu tun. Denn er und ich sind eine Einheit. Alles, was ich ihm antue, spüre auch ich irgendwann schmerzhaft.

Nach fünf Jahren Pause habe ich zum Beispiel wieder Yoga für mich entdeckt. Ganz zufällig sah ich im Urlaub in Südafrika in einer Frauenzeitschrift eine Übung – den Kranich –, die mich reizte, sie auszuprobieren. Früher war ich jeden Sonntag um 10 Uhr in der Bikram-Yoga-Klasse meiner Freundinnen Marlen und Judith zu finden. Aus dem Bett direkt auf die Matte. Ganz so weit bin ich noch nicht wieder. Aber ich nähere mich dem langsam an, weil ich weiß, wie gut die Übungen meinem Körper und meiner Seele tun. Und beim Thema Ernährung geht es mir nicht mehr nur darum, was ich essen muss, um abzunehmen. Ich möchte mit mir, mit meinem Körper im Reinen sein, im Einklang leben, mir was Gutes tun und Spaß daran haben.

Aber nicht, dass Sie jetzt denken, ich wäre auf dem Weg zur Heiligen oder praktisch schon erleuchtet! An manchen Tagen funktioniert es besser, an anderen überhaupt nicht. Nach einem entspannten Höhenflug kommt meist noch immer ein krachender Tiefschlag. Und: Mein zweiter Name ist und bleibt Ungeduld. Das wird sich wohl in diesem Leben auch nicht mehr ändern. Aber ich kann mit all dem mittlerweile einfach besser umgehen. Ich akzeptiere Tage, die nicht so toll laufen, und habe gelernt, das einfach so hinzunehmen. Ich kann besser wertschätzen, was es alles Positives in meinem Leben gibt: meinen Mann (der wirklich keine leichten Jahre mit mir hatte), meine Familie, Freunde, meinen Job, meine wunderschöne Heimatstadt Hamburg, eine Joggingrunde an der Außenalster, ein Kaffee in der ersten Frühlingssonne und und und.

Heute bin ich an einem Punkt in meinem Leben, an dem ich wieder vertrauen kann. Ein Gefühl, das ich eine ganze Zeit lang verloren hatte. Und das ist ein schrecklicher Zustand, finde ich. Plötzlich war alles so unberechenbar, mein Körper, meine Stimmung, ich ... Jetzt fühle ich mich wieder geborgen in meiner Welt.

Ich gebe jedem Tag die Chance, ein guter zu werden. Und ich bin stolz auf das, was ich geschafft habe. Denn mir ist bewusst, dass ich es vor allem mir selbst zu verdanken habe, dass es heute wieder ganz viele lichte Momente in meinem Leben gibt, echtes Glück, viel Lachen und Vorfreude auf das, was noch kommt.

Ich hoffe, ich konnte mit diesem Buch dazu beitragen, dass Sie sich und Ihrem Körper auch wieder ein bisschen mehr vertrauen und dass Sie wieder an sich glauben können. Sicher können wir diese Krankheit nicht ausblenden. Aber wir können bestimmen, wie viel Raum wir ihr in unserem Leben geben. Und wie wir diesen Raum besetzen – negativ oder positiv. Seitdem ich die Krankheit Hashimoto angenommen habe, als Teil von mir, kann ich besser damit umgehen. Ich fühle mich nicht mehr als Opfer oder gar ausgeliefert. Ich verzweifle nicht mehr. Sie ist eine tägliche Herausforderung, sicher. Aber damit komm' ich klar. Und ich bin mir ganz sicher: Sie auch!

# Buch & Web

Büchertipps

Nebenniere und Erschöpfung:

Dr. James Wilson: Grundlos erschöpft, Goldmann, München 2011.

Shawn Talbott: The Cortisol Connection, Hunter House (bisher nur auf Englisch), Alameda 2007.

Shawn Talbott: The Cortisol Connection Diet, Hunter House (bisher nur auf Englisch), Alameda 2004.

Entspannung:

Andy Puddicombe: Mach mal Platz im Kopf. Meditation bringt's!, Menssana, München 2012.

Anton Pichler: Die 7-Minuten-Buddha-Meditation, Gräfe und Unzer, München 2012.

Paul J. Kohtes: Das Buch vom Nichts (inklusive CD), Gräfe und Unzer, München 2012.

Kohlenhydratfreie Ernährung:

Fran McCullough: Living Low Carb. Leben ohne Kohlenhydrate, Novagenics, Arnsberg 2004.

Arthur de Vany: Die Steinzeitdiät, books4success, Kulmbach 2012.

Michael R. & Mary Dan Eades: Protein Power, Bantam (bisher nur auf Englisch), New York 1996.

Abnehmen mit Schilddrüsenunterfunktion/Hashimoto:

Mary J. Shomon: Thyroid Diet, Thorsons (bisher nur auf Englisch), London 2004.

Progesteronmangel:

Michael E. Platt: Die Hormonrevolution, VAK-Verlag, Kirchzarten 2009.

Normale Schilddrüsenwerte, aber es geht Ihnen noch immer nicht gut:

Datis Kharrazian: Why Do I Still Have Thyroid Symptoms? When My Lab Tests Are Normal, Theoklesia (bisher nur auf Englisch, wird in Kürze auf Deutsch erscheinen), New York 2010.

Hashimoto und Hilfreiches im World Wide Web

Facebook:

Auf meiner Facebookseite »Hashimoto Deutschland« erfahren Sie regelmäßig Neues über mein Leben mit der Krankheit, und

Sie können sich mit anderen Betroffenen austauschen, Fragen stellen und selbst Tipps geben. Eine schöne Plattform und ein Zufluchtsort, wenn man mal wieder das Gefühl hat, ganz furchtbar allein zu sein mit all den Problemen, die Hashimoto so mit sich bringt.

www.hashimoto-deutschland.de

Auf der Website zu diesem Buch finden Sie regelmäßig Aktualisierungen, Kontaktadressen, einen Shop und meinen Blog, in dem ich mein Leben mit Hashimoto beschreibe. Zudem finden Sie Termine und Events.

ganzimmnun.de

Das Labor von Dr. Ralf Kirkamm macht für mich die besten (Blut-)Tests. Dort kann man zum Beispiel auch ein Neuro-Balance-Package bestellen, mit dessen Hilfe man ein Tagesprofil der Nebennierenhormone DHEA, Cortisol, Adrenalin und Noradrenalin anfertigt.

ImmuPro300

Auf der Internetseite www.immupro300.de erfahren Sie alles rund um den Nahrungsmittelunverträglichkeitstest. Wenn Sie den Verdacht haben, dass solch eine Unverträglichkeit auch bei Ihnen Auslöser zahlreicher Symptome sein könnte, sprechen Sie Ihren Arzt darauf an, ob er bei Ihnen den Test durchführen würde. Ein Röhrchen Blut reicht schon aus, um schnell Gewissheit zu haben.

www.gesund-aktiv.com

Auf dieser Website finden Sie Ärzte und Heilpraktiker in Ihrer Nähe, die das Stoffwechsel- und Abnehmprogramm anbieten.

Nahrungsergänzungsmittel:

Grüntee-Extrakt, L-Carnitin und sämtliche Aminosäuren bestelle ich bei www.body-attack.eu. Soll es etwas exotischer sein, gehe ich auf www.biovea.com/de. Der Versand ist hier kostenlos, es dauert allerdings ein paar Tage.

DOL ALEX Kalzium und Magnesium:

Das Pulver bekommen Sie unter www.kalzium-magnesium.de. Eine Lieferung enthält 2 x 1 Kilo (reicht für etwa 500 Tage).

Progesteroncreme und andere bioidentische Hormone:

Die Klösterl Apotheke in München (www.kloesterl-apotheke.de) hat eine lange Tradition und ist eine zuverlässige, professionell arbeitende und sehr nette Quelle für Medikamente dieser Art. Ihr Arzt oder Sie selbst müssen das Rezept für Ihr Medikament nach München schicken – oder vor Ort vorbeibringen, wenn Sie in der Nähe wohnen. Im Internet kann man sich das Bestellformular herunterladen.

Kälbernebennierentabletten:

Bei einer Nebennierenschwäche empfiehlt der amerikanische Arzt und Bestsellerautor Dr. James Wilson in seinem Buch

Grundlos erschöpft Tabletten aus Kälbernebennieren als wirksame und nebenwirkungsfreie Alternative zu Cortison. Ich hab' sie ein paar Monate lang genommen und war begeistert von der schnellen Wirkung. Allerdings muss man auch rechtzeitig wieder anfangen, sie langsam abzusetzen, auszuschleichen sozusagen. Nach meinen Recherchen bekommt man die »Cytozyme-AD« von Biotics am günstigsten bei vitamineland.de.

Zeolith und Bentonit:

Für eine einfach durchzuführende Entgiftung benutze ich Zeobent, eine Mischung aus Zeolith und Bentonit, die man günstig im Internet bekommt. Das Pulver, mit einer Stunde Abstand zum Essen und Medikamenten eingenommen, bindet große Mengen an Giften im Darm an sich und schleust sie aus dem Körper.

Ingwertropfen:

Egal, ob eine Erkältung im Anmarsch ist, man den Stoffwechsel ein bisschen pushen möchte oder der Magen rebelliert – ich hab' für all diese Zwecke immer ein Fläschchen Ingwertropfen in der Handtasche dabei. Gibt's für ein paar Euro in der Apotheke.

Danksagung

In guten wie in schlechten Zeiten ... Ich hoffe, die schlechten Zeiten haben wir jetzt ausgereizt! Es gibt nur einen Menschen auf der Welt, der alles, was da in den letzten Jahren (Schlimmes) passiert ist, so hautnah mitbekommen hat: mein Mann! Du bist meine Stütze, mein Anker, mein Zuhause, und ganz oft waren und sind deine Arme meine einzige Rettung. Du hast mich so oft aufgerichtet, gehalten und ermutigt. Ich bin unendlich dankbar und voller Demut, dass es dieses »uns« gibt. Und ich weiß, ohne dich wäre ich heute nicht so stark, nicht so entschlossen, nicht so begeistert für diese Sache. Deine Liebe hat einen ganz großen Anteil an all dem, was ich heute bin. Ich bin so stolz und glücklich, deine Frau zu sein. Dieses Buch ist auch für dich. Unsere Geschichte, die immer gut ausgeht, solange wir zusammen sind. Ich liebe dich!

Ich weiß, ihr saßt so oft hilflos vorm Telefon und habt meine traurige Stimme gehört. Es tut mir unendlich leid, dass ich eure Herzen zerrissen habe, Mama und Papa! Verzeiht die Sorgen, die ich euch gemacht habe. Egal, was auf dieser Welt passiert, ich weiß, ihr seid für mich da. Und ich liebe euch unendlich!

Die größte medizinische und auch eine wichtige menschliche Stütze in den letzten Jahren und immer noch ist Dr. Til Steinmeier. Einfach nur Danke zu sagen, würde das nie aufwiegen, was er an Zeit für mich geopfert hat. All seine Bemühungen und die nach Feierabend, an Festtagen und Wochenenden geschriebenen E-Mails voller Tipps und Ideen haben mich jedes Mal weitergebracht, haben mich getröstet und mir oft neuen Mut gegeben. Ich wünschte, solche Ärzte gäbe es überall und für jeden. Dann sähe die Welt der Hashimoto-Patienten rosiger aus. Danke, danke, danke!

Dr. Jörn Reckel ist der Mann mit der größten Energie und dem unglaublichsten Enthusiasmus, den ich je kennenlernen durfte. Selbst nachts um zwölf gilt all seine Aufmerksamkeit seinen Patienten. Und zur »Erholung« geht er auf Vortragsreise, damit möglichst viele Betroffene von seinem unerschöpflichen Wissen profitieren können. Dass ich eine davon sein durfte, hat mich oft aus den tiefsten Tälern der letzten Jahre gerettet. Von Dr. Reckel habe ich viel gelernt, und es ist immer wieder fesselnd und spannend, ihm zuzuhören. Meine tiefe Bewunderung und größten Respekt!

Kirsten Gröling macht die beste Lymphdrainage der Welt! Und sie ist eine grandiose Heilpraktikerin, die mir immer wieder neue Impulse gegeben hat und von deren Wissen auch ganz viel in diesem Buch steckt. Die kleinen, feinen Verbindungen im Körper, das, was man nicht mit Antibiotika, sondern mit sanften Mitteln behandeln kann, den Körper mit Geduld und Ruhe wieder in Balance bringen, das habe ich von ihr gelernt. Danke, du bist die Beste!

Auch wenn ich mich lange Zeit und viel zu Hause eingeschlossen habe und die Welt nicht an mich ranlassen wollte, gab es immer Menschen, die mir zugehört haben – immer wieder. Freunde, die da waren, bei denen ich mein Herz ausschütten und einfach ich sein konnte, in diesem Moment – mit all meiner Wut, meiner Trauer und auch meinen Ängsten. Sie haben dafür gesorgt, dass die letzten Jahre auch schöne und lustige Seiten hatten, dass ich mich nicht allein und unverstanden gefühlt habe. Und das ist manchmal noch wichtiger als eine Tablette, eine Therapie oder eine Diagnose. Ein ganz großes, von Herzen kommendes Danke gebührt Benjamin, Claudia, Filiz, Jörg, Roberta, Steffi und Thomas.

Register

A
Abnehmen 96, 113ff., 163
Adrenalin 83, 88, 128, 164
Adrenal Fatigue 91
Akne 97
Allergien 99, 101, 136, 156
Alpha-Liponsäure 157f.
Aminosäuren 42, 124, 127, 134f., 142f., 165
Androgen 89, 96, 129
Antibabypille 23, 135
Antibiotika 34, 105
Antikörper 43, 60, 71, 74
Armour 66f.
Atkins (Diät) 114, 118
Autogenes Training 92
Autoimmunerkrankung 29, 43ff., 57, 98, 100, 148,

B
Bandscheibenvorfall 86
Bauchspeicheldrüse 35, 98ff.
Blut
-Ergebnisse 23, 26, 29, 32
-Werte 50, 56, 80
Blutdruck 89, 100
Blutgruppendiät 34, 122
Borreliose 18ff.
Brokkoli 110
Brunnenkresse 110

C
Candida 105
Cayenne Pfeffer 137f.
Cellulite 93, 129, 151
CLA 139
Chlorophyll 157
Clostridien 34, 104, 134, 136
Coenzym Q10 138
Colon-Hydro-Therapie 155f.
Cortisol 88ff., 124ff.

D
Darm
-Bakterien 104
-Fehlbesiedlung 99, 104f.
Depressionen 145ff., 156
Detox 122f.
DHEA 26f., 36, 81, 84, 90, 128
Diabetes 47,53, 97 f.
Diät 144
DOL ALEX 152, 165
Dukan (Diät) 118
Durchfall 35,49,65,101,105,141

E
Eierstöcke 78, 84,93,97
Eisen 72f.
Eiweiß 22, 59, 64, 94, 119
-Mangel 134f.
Endokrinologe 25ff.
Entgiftung 148ff.
Entwässerungstabletten 134
Ernährung 98, 106ff.

F
Fasten 114, 145
Feinnadelbiopsie 61
Fett 116, 119, 129f., 139, 142ff.
-Abbau 96, 128, 133, 145
-Verbrennung 68, 117, 124, 130, 133, 139, 141f.
Fisch 117f., 148
Fleisch 121, 143
Frauenarzt/Frauenärztin 31, 93
Fruchtzucker 119

G
Galle 98 ff.
Gallenblase 68, 99
»gesund & aktiv« 122
Gemüse 110, 117f., 148
Gerstengrassaft 157

Register

Getreide 117, 144, 148
-Hafer 101, 109, 112
-Weizen 101, 109
-Roggen 101, 109
-Dinkel 101
Gewicht 14f., 28, 32, 69, 77, 83, 85, 90, 114ff., 118f., 124, 128, 133, 137
-Zunahme 29, 45, 51, 65, 113, 135f.
Gift 95, 99, 114, 118, 148ff.
Ginseng 127
Globuli 83f., 151
Glukose 68, 89, 97, 124, 142
Gluten 101, 109f.
-Intoleranz 33f., 86, 151
Grundumsatz 130
Grüner Tee 139f.
Grünkohl 110

H
5-htp 140
Haarausfall 29, 51, 97
Hashimoto
-Thyreoiditis 29, 43ff.
Haut 16, 72, 90, 94
-Unreinheiten 51
Heilpraktiker 15, 23, 30, 39, 55, 82, 95, 165, 168
Heißhunger 98, 140, 151
Herz
-Rasen 49, 65, 74, 83, 101, 103
-Rhythmusstörungen 49
Hirnanhangsdrüse 41, 42
Hirse 110
Histamin
-Intoleranz 86, 102ff., 146
Hitzewallungen 74, 94, 103f.
Hormone 63ff., 79ff.
Hypothalamus 42f., 88, 91

I
Infusionen 18, 26, 72, 73
Insulin 68, 89, 129
-Resistenz 89, 97f., 51
Immunsystem 25, 29, 43f., 49, 55, 57, 60f., 104, 146
Isoflavone 111

J
Jod 42, 45, 49, 57, 73, 106ff.

K
Kälbernebennierentabletten 85 f., 165f.
Kalorien 126, 128, 130, 145
Kaffee 123, 133, 160,
Kalzium 138, 152, 165
Kharrazian, Datis 63, 66f., 101, 109, 163
Knoten 30, 62
Kohlenhydrate 98, 116ff., 162
Kohlrabi 110
Kraftsport 126f.
Kreislauf 52, 97, 106, 149, 151
Kuhmilch 108f., 111, 122
-Produkte 14, 22,

L
Lactose 101, 108, 109, 151
L-Carnitin 143ff., 165
Lebensmittelunverträglichkeiten 14, 22
Leber 35, 42, 58, 65, 68, 88, 95, 98, 99, 141f., 148ff.
-Reinigung 99, 133
L-Glutamin 127ff.
Libido 51, 96
Low-Carb 114
Lowe, Dr. John 64f., 68f.
L-Thyroxin 83
Lumbalpunktion 19

M
Magnesium 73, 141, 152, 158, 165
MAP-Tabletten 134, 135
Mariendistel 141f., 157
Medikamente 47, 72, 87, 108, 125, 135f., 141, 165
Meditation 92, 125, 162
Menstruation
-Zyklus 49, 51, 93
Migräne 94, 103, 152, 156
Milch
-Produkte 101, 106ff., 117, 152
-Eiweiß 109
Mineralien 70, 126, 151, 153
Miso 111

172

Müdigkeit 45, 51, 65, 94, 132, 144
Muskel 119, 123, 127, 129ff.
-Aufbau 27, 119, 127f., 145
-Schmerzen 152, 51, 65, 94, 113, 152

N
Nägel 51, 153
Nahrungsergänzungsmittel 32f., 64, 68, 82, 108, 111, 165
Nahrungsmittel 34, 101ff., 164
-Unverträglichkeiten 101ff., 136
Nebennieren 36, 41, 68, 124, 164, 88ff.
-Schwäche 37, 52, 84, 124, 165
Nerven 46, 58, 72, 88, 90
Nervosität 49, 93
Nieren 52, 84, 88ff., 133ff., 154
Noradrenalin 83, 88, 164

O
Ödem 50
Omega-3-Fettsäuren 73, 144
Organe 41, 42, 46, 134, 153f., 157
Östrogen 35, 68, 79, 81, 83, 87, 93ff., 129f.
Osteoporose 90, 94, 96

P
Pfeiffersches Drüsenfieber 45
Phönix-Kur 153ff.
Phosphatidylserin 127
ph-Wert 103
Pickel 16, 93
Pille 67, 93, 130, 135, 146
Pilze – Darm 105
Plastik 46
-Flaschen 148
Progesteron 93ff., 129f., 163, 165
Protein 43, 57f., 64, 119, 134, 142
Psyche 24f., 82, 145f.
Pyruvat 142

R
Referenzbereich 30, 59, 65, 87
Rettich 110
Rosenkohl 110
Ruhe 86, 119, 125, 128, 136, 168
-Pausen 125

S
Salz 74, 108, 141f., 150ff.
Sanguinum-Kur 13
Schilddrüsen
-Hormone 41ff., 56f., 59, 63ff., 81, 88, 90
-Unterfunktion 30, 46, 65, 97,163
-Überfunktion 49, 57, 82, 94, 107
Schlafstörungen 49, 51, 94, 103, 139
Schub15, 107
Schüßler Salze 74, 150f.
Schwangerschaft 46
Schwermetall 14
Sehstörungen 51
Selbstbewusstsein 53, 69, 76, 131
Selen 71, 145, 158
Senf 110
Serotonin 140, 146
Softdrinks 116f.
Soja 14, 101f., 110f., 144
Speisesalz, jodiertes 108
Sport 114, 117, 126, 130ff., 144
Steinzeit-Ernährung 118ff.
Stimme 50
Stimmungsschwankungen 45, 93, 145
Stoffwechsel 50, 68, 98, 113ff.
Stress 86f., 123ff.
Symptome 39ff.
Szintigrafie 62

T
T3 56ff., 65
T4 56ff., 65
Tabletten 44, 64ff., 75, 111, 126ff., 134, 139ff., 165
Tagebuch 68f., 116, 119
Taurin 142
Tempeh 111
Testosteron 27, 81, 89f., 96f., 127f., 145f.
Thybon 27, 58, 66, 70, 83
Thyronin 41f., 58f.
Thyroxin 41f., 56ff., 65, 70, 83
Tofu 111
Triiodthyronin 41f., 58f.
TRH 42f.

Trinken 117, 132, 151, 155
TSH-Wert 30, 43, 50, 56f., 90, 124
Tyrosin 42

U
Übelkeit 51, 103
Überfunktion 49, 57, 82, 94, 107
Ultraschall 30f., 55ff.
Umweltverschmutzung 46, 148
Unfruchtbarkeit 89
Unterfunktion 30, 45f., 49f., 59, 64, 65, 84, 90, 97, 99, 110f., 146, 163
Unverträglichkeiten 14, 23, 35, 101ff., 136

V
Verdauung 35, 51, 65, 68, 95, 98, 151, 153, 156f.
Verstopfung 35, 51, 90, 105, 141
Vertrauen 56, 66, 73
Vitamine 100, 107, 126, 146
-B 18, 72, 158
-B12 72

-C 71, 127, 143, 158
-D 74, 100, 158

W
Waage 85f., 114f., 119, 136
Wachstumshormon 68, 79, 124ff., 127
Wasser 85, 89, 92ff., 117, 129, 132ff.
-Einlagerungen 50, 129, 133ff.
Wechseljahre 26, 46, 95, 111
Weißkohl 110
Wilson, Dr. James 37, 84, 91, 165

Y
Yoga 92, 125, 159, 160

Z
Zeolith 166, 152f.
Ziegenmilch 112
Zigaretten 45
Zink 71f., 145, 158
Zittern 49, 139
Zyklus 49, 51, 93, 95, 129

Wenn Sie **Interesse** an
unseren Büchern haben,

z. B. als Geschenk für Ihre Kundenbindungsprojekte,
fordern Sie unsere attraktiven Sonderkonditionen an.

Weitere Informationen erhalten Sie von
unserem Vertriebsteam unter +49 89 651285-154

oder schreiben Sie uns per E-Mail an:
vertrieb@mvg-verlag.de